紓壓按摩 DIY

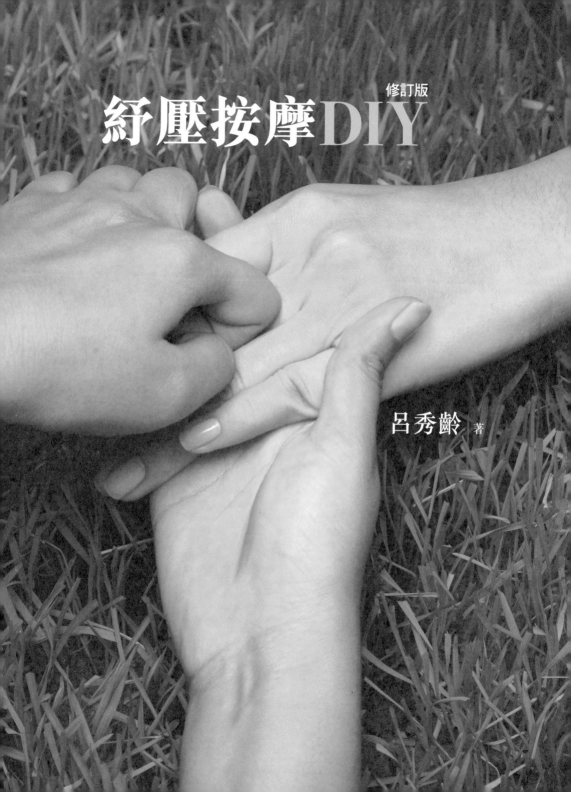

紓壓按摩DIY 修訂版

呂秀齡 著

掌握預防醫學的先機

　　時間是檢視醫療與養生的利器，凡是無效、高副作用且不符常情的作法，很快就會被人們捨棄；只有自然、常見、本能而有效的才會流傳下來，而且歷久彌新，「經絡穴位按摩」就是最具代表性的一種。

　　經絡穴位按摩刺激對健康的益處，在近幾年已獲得許多科學的證實。西方醫學之父「希伯克拉底」曾說：「醫師必須熟練許多事情，特別是按摩」，更宣稱「醫學就是按摩的藝術」。中華文化最頂尖的醫學內含就是最受世界肯定的針灸。若熟稔經絡的運行、穴位的所在及特性，融入非侵襲性的相關輔助劑做按摩式的刺激，不失為 DIY 的最佳方式，當然其效果是肯定的。

　　人類感覺器官中，最先發育及最敏感的就是觸覺，長輩若輕輕撫摸小孩，很快就可令他感到安心、溫暖、舒適、樂觀，更增加適應力及活力。成長的過程中，善用經穴的按摩，不僅可刺激成長，改善情緒，還可強化肌肉、關節，增加血液及淋巴循環系統流暢，同時促進機體的生理效應，改善病理過程，進而減緩疼痛，調節免疫力，提高自然抗病力，以致能達到預防疾病或促進康復的目的。

　　我國傳統醫學一向講究「上工治本病」，經穴按摩正是傳統醫學的寶藏，也是上工治本病最好的方法。本書作者呂秀齡小姐確實掌握了預防醫學的先機，倡導「紓壓按摩DIY」，讓所有人隨時隨地都可按摩紓壓保健康，更可說是現代人預防疾病的最佳保健利器。

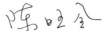

本文作者為台北市中醫師公會名譽理事長

紓壓解鬱自己動手做

現代人來回於公司、家庭或學校間，不同身份、不同的忙碌內容，都讓自己每天處在巨大的壓力之下，也許您的眼睛乾澀、肩頸酸痛、手臂酸麻、背脊泛疼……這些外在表徵還不包括您的血壓、心臟、腸胃等內在機能問題，它們都在告訴您該好好釋放壓力，讓身心不斷 Refresh，才是常保健康、活力之根本。

呂秀齡老師一直在美容界從事研究教學，本身擁有藥學系畢業的學術背景，專業經驗豐富又認真負責，目前擔任本校進修推廣部講師，深受學生肯定與尊敬，所以欣見呂秀齡老師在其專業美容領域中，將東方的經絡與西方芳療的精髓融合成書，以深入淺出的方式將其精華應用於日常生活中，讓每一位朋友都能簡單上手，隨時隨地花個 5 ～ 10 分鐘，就能達到有效舒緩、壓力解放之效。

這是一本工具書，分享如何經營自己的健康美麗，同時也是寵愛自己的秘笈寶典，非常實用，我個人非常喜歡，也以溫馨和分享的心情推薦給您。

本文作者為前萬芳醫院副院長及臺北醫學大學進修推廣部主任

〈推薦序〉
一個後輩學習者的祝福

　　第一次遇到呂老師，是受邀到北醫擔任醫學美容師講員的機會。之後有幾次機會細談彼此對臺灣醫學美容的期望，才發現呂老師算是有遠見又有毅力的前輩。

　　醫藥背景出身，努力鑽研傳統美容技巧，漸由精油芳香與自然療法入門，終於摸索出一條讓後人更容易追隨的成功之道。知道呂老師出書，我的感想就是這樣的。

　　很早以前讀過一句話，至今印象還是十分鮮明：「生命的目的就是受苦。然而藉由你所受的苦，後人不必再受。」

　　臺灣的美容產業如此蓬勃發展，打著「醫學美容」旗號的商家、醫療院所與所謂補習班實在櫛比鱗次。身為醫學美容教育的早行者，筆者往往費盡很大的辛苦，才找到合適的講師與教材。

　　終於等到呂老師的大作出版，醫學美容與護理界乃至於芳香、精油與紓壓按摩的朋友們才算真正找到一本具有實戰經驗的珍貴教材。承蒙呂老師錯看，讓後輩筆者有機會表達殷切的期盼與感謝；謝謝您對醫學美容園地的耕耘，讓包括筆者在內的學習者有更佳操作與知識的範本可以使用。

　　牛頓說過：「我很幸運，可以站在巨人的肩膀上。」

　　謝謝呂老師的努力，我們終於有如山的肩膀可以穩定眺望未來。

本文作者為極緻皮膚科診所院長、中華民國美容醫學會常務理事

經絡按摩的新里程碑

　　正確地按摩身體經絡,以緩解或袪除周身筋骨酸痛、四肢痿弱無力、外感寒熱以及臟腑之各種疲勞虛損等病徵。也一直是傳統醫學在治療上慣用而重要的手法。如能結合在按摩的部位抹用適當的植物性芳香精油以資佐助,則無論在加強該部位組織之新陳代謝功能抑或促進其全身血液循環上,將可更能獲得相乘之功效。對於身處於繁忙而生活步調緊湊的工商都會環境中,以致身體有著或多或少不同程度「腰酸背痛」、「頭暈目眩」文明通病的大多數現代人而言,不啻為一大福音。

　　本書作者呂秀齡老師,以其良好的醫藥學學養,及十數年來在健康美容領域教學研究,於經絡穴道按摩結合芳香療法的植物性芳香精油調配等兩方面所累積深厚豐富的實務經驗,結合傳統與現代醫學兩者學理,並融入其個人寶貴的體驗與心得,以淺顯易懂的文字說明與清晰的圖解分享讀者如何自我操作,只要依循各章節勤加練習,即可收到預期美麗及健康養身恢宏之成效。

　　相信本書必能帶給讀者健康新的里程碑,祝福您,並樂於為文鄭重推薦之。

本文作者為臺北市議員

〈自序〉
好好愛自己

關愛自己，保健的第一步

我非常樂愛我目前的工作，您呢？您「樂在工作」嗎？

我的工作中有 80% 的時間是在各專題講座中與大家分享美學的經驗，為的就是希望每個人都能花最少的時間、金錢，經營自己一輩子的健康美麗。在每一次專題講座中，講到「經絡舒壓、芳療保健」這一單元時，面對聽眾朋友的回饋及肯定，我打從心底覺得高興，高興的是經由這 2～3 小時的美學保健分享，讓大家開始注意到如何以經絡學、生理學、芳香學的角度重新聆聽自己身體上每一個細微訊息，例如：眼睛、肩頸、腳踝關節……等，進而學習如何利用按摩加速身體機能（末端微循環）來紓壓解鬱。

科學家研究證實，溫暖的雙手無論做輕撫或揉捏等按摩動作，能產生叫「腦內啡」的快樂荷爾蒙，不僅能讓人心情愉快，進而消除緊繃與緊張，為身體注入新鮮能量，而這樣的平衡、放鬆，不正是忙碌現代人所欠缺的嗎？轉念之間，預留一點時間和空間，自己動手做按摩或和同伴之間互相做，輕鬆又有效。每個人都希望擁有健康、擁有青春美麗，而時時刻刻記得關愛自己，是保有健康美麗的第一步。

經絡與芳療，是東方與西方文化精髓的大融合

我們常說經絡是氣所往來之通路，而經是通往五臟六腑的主要幹道，絡為連接幹道之支線，經絡將人體五臟六腑、四肢百骸連結甚密，經常在經絡穴道上按摩，能促進氣血暢通，健康有活力。雙手萬能，藉由雙手便可自我按摩，紓壓

解鬱，按摩時，使用介質，所謂「借力使力，不費力」，介質的選擇可以多變化，常用的有居家常備用品，例如：綠油精、白花油、身體乳液……等等，可增加氣血循環和推滑的動作，方便使用。當然，若以長期養生和健康美容的效果考量，建議讀者開始接觸自然界的精油芳香分子，書中提供不同需求的精油配方和大家分享，也是風行歐、美養生美容的「芳香療法」，所謂芳療是利用植物中芳香分子能量的釋放，不同的芳香分子相互搭配喚醒嗅覺感受和提升自我覺查、自我連結，浸潤在芳香分子躍動的氛圍中，可以釋放情緒、可以紓解酸痛、可以提神醒腦、可以抗壓舒眠……依自己的喜好挑選香味，透過吸聞、擴香，再加上簡易經絡按摩，兩者結合讓「身、心、靈」做最完美的甦醒與解放。

在教學的經驗中，學生們調油做臉部按摩，不到二十分鐘的時間，個個滿心喜悅，驚覺按摩穴點和配合簡單的手技，可以柔化臉部線條、可以柔潤膚色……等等好處，經絡與芳療，融合了東方與西方文化，是自然醫學保健的精萃，是我們經營「健康美麗」的一輩子好朋友。

健康美麗再現的美學保健

時下流行「SPA 之旅」，走一趟 SPA 之旅，備覺寵愛自己，您對 SPA 的詮釋是什麼呢？一位英國友人曾和我分享她的經驗，她說 SPA 意即「A Sense of Joy 喜悅的感知」，我相信如此，人們透過寵愛自己，進而學習如何和自己相處，在柔和的燈光和音樂中、在純真的植物芳香分子豐富的香味裡、輕緩從頭至腳的觸摸（自我按摩）、愉快放鬆的心情，這便是喜悅的感知，喜悅感知自己的獨一無二、喜悅感知自己身體的力量……每週至少一次，每次安排一個下午，在家自己動手做，持之以恆，你將發現從體內散發出迷人的光

采，充滿自信與喜樂。

　　能順利出書，當然要感謝商周出版社編輯團隊的群策群力，用心與專業。也要感謝卡爾儷公司的講師團隊們的協助——陳紫玄、陳妙瑛、鄭維箴、陳明禧、何品誼、郭雅萍……等，他們興趣濃厚、充滿熱忱地參與本書中文案的編寫、修正、文字的校對、甚而模特兒的妝容修飾……等等，豐富了本書的內容，也希望呈現給讀者實用又深具美感的美學保健書。我個人非常珍愛這本書，希望你也和我一樣喜歡，更希望書中的內容能陪伴和照顧您一生的健康美麗。不過，醫學資訊日日更新，書中若有未盡完善之處，也希望讀者們不吝指教。

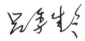

目錄

第一篇　經絡與穴道

第二篇　關於按摩

附錄

第一篇

經絡與穴道

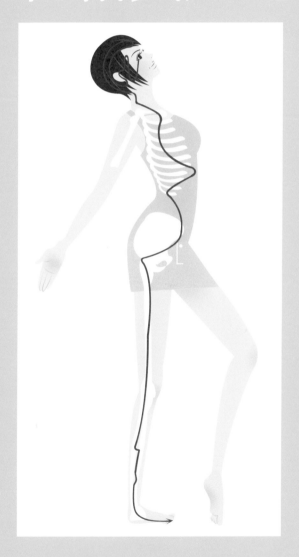

經絡與穴道

　　中國傳統的經絡按摩已有兩千多年的歷史，其功效常令中外人士多所驚嘆。常常按摩穴道不僅能有紓經活血、減輕身體各部位痠痛的功用，更可美容養顏、延年益壽。

　　何謂經絡？經是通往五臟六腑的主要幹道，絡則為連接各幹道的支線。假想人體是一座城市，經絡就是縱橫交錯的道路系統，若其中一條道路因任何因素無法通行，其他道路必定受到影響，且可能造成整座城市的交通癱瘓，經絡之於人體的功能就是這樣，每一條都有其功能，相輔相成缺一不可。全身共有十四條經絡，縱橫交錯，將氣血運送到各個器官，透過經絡將五臟（肝、心、脾、肺、腎）六腑（膽、小腸、胃、大腸、膀胱、三焦）、四肢百骸緊緊地連接起來，共譜人體合諧樂章。

　　而穴道，簡言之，即為人體經氣匯集之處，也就是能量點，若把經絡比喻成道路，那麼穴道便可以想像為收費站，在正常車流量及速度下，收費站應保持暢行無阻狀態，萬一遇上重大節日或事故，那麼，塞車之苦無庸贅言，相信各位一定都了然於心。同樣的，人體穴道受到阻塞，氣血無法順利通過時，身體就會開始產生痠痛警訊，嚴重者甚至會形成各式疾病，所以平日保持氣血通順，便成為壓力沉重或憂鬱的現代人一門重要課題，也是本書著墨之處。接下來的每一章節，會介紹如何做好身體每一部位紓壓的小秘訣，每天只需花費五到十分鐘，便能讓您氣色自然紅潤、精神飽滿、體魄強健，不過「工欲善其事，必先利其器」，在導入每一主題之前，先簡單說明一下經絡與穴道位置，以便讀者更能靈活運用、得心應手。

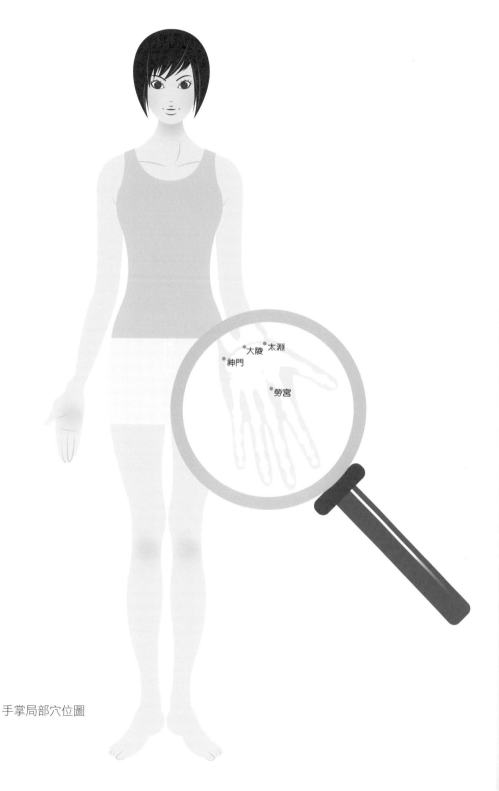

大陵　太淵
神門
勞宮

手掌局部穴位圖

任、督二脈與十二經脈

　　全身共有十二條經脈，若再加上任脈及督脈，則有十四條。根據它們的名稱，可以大略知曉每一經脈的主治功效，例如：肺經可主治呼吸系統、心經可主治心血管疾病等等，也可依照每一經絡走向判斷其效用，例如：小腸經從小指走向耳前，對於消解肩頸酸痛有很好的效果。但經脈學問廣闊如海，本書重點既然在於日常生活之紓壓解鬱、美容養顏等之運用，所以對其疾病治療功效不多加贅述；而十二經脈的運行，在體表分布於頭、身、四肢，在體內又聯繫特定臟腑，因此本書將以各經脈聯繫之臟腑為功用之解，帶領你從簡單易懂的方向推敲其中奧妙，以下將介紹各經脈之走向，並簡述每條經脈失衡時可能產生的狀況。

任、督二脈與十二經脈人體位置分布圖

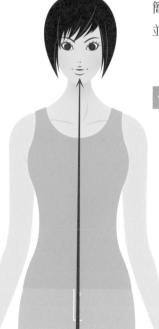

任脈

任脈

功用：為諸陰之海，可加強內臟機能，與全身氣血循環有密切關係。對調節全身的機能失調有很大的幫助並促進微細血管循環。

　失衡時症狀：胸悶、胃痛、腹脹痛、容易虛胖、虛弱易疲倦。

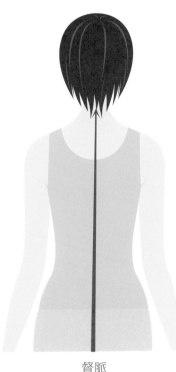

督脈

從尾椎向上經過背、頸、頭頂一直到上嘴唇。

功用：為諸陽之海，改善頭部、脊椎、呼吸、消化等不適症、及背部肌肉僵硬，增強抵抗力。

失衡時症狀：背部肌肉疼痛、頭痛、肩頸酸疼。

督脈

手三陰經脈

肺經：

從胸部的中府穴經手臂內側；止於手大拇指外側的少商穴。

功用：主呼吸，也包含肌膚毛孔之呼吸開合，而鼻子為其對外通氣的門戶。

失衡時症狀：鼻塞、流鼻涕、毛髮枯槁、肌膚過油或過乾，按摩時胸部微疼，眼部容易浮腫、泡泡眼。

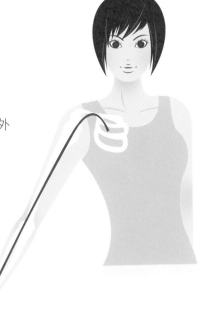

肺經

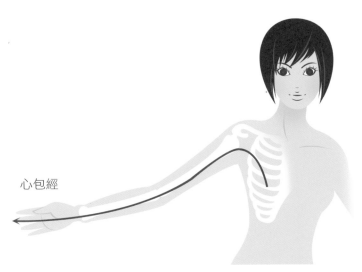

心包經：

從乳房外側的天池穴經手臂內側；止於手中指的中衝穴。

功用：主心包膜，保護心臟，不受外邪侵入，因此可針對胸部及手臂方面狀況有所作用

失衡時症狀：胸悶、心神不寧、頭暈、腋下腫大。

心經：

從腋窩的極泉穴經手臂內側；止於手小指內側的少衝穴。

功用：主心臟，推動血液循環，為人體動力來源，因此可針對心血管、情緒方面狀況有所作用。

失衡時症狀：心悸、胸痛、失眠、嘴唇及指甲暗沉。

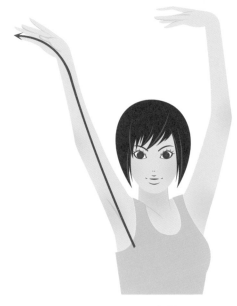

心經

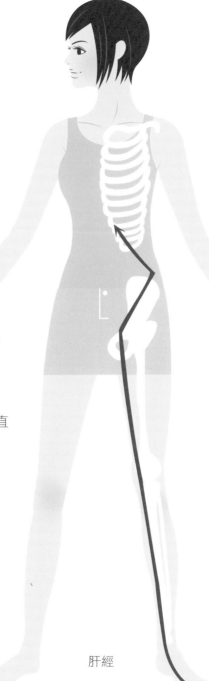

足三陰經脈

肝經：

從腳拇指外側的大
敦穴沿腿部內側往上；經過腹部一直
到乳房下面的期門穴。

功用：主肝，管理神經系統，貯藏
血液、調節血量及血液新陳代謝，
婦科之月經生理與肝經也有極大關
聯，因此可針對泌尿生殖及肝膽方
面狀況有所作用。

失衡時症狀：生理期疼痛、心煩氣
燥、眼睛易乾澀或多淚、肌膚暗
沉、禿髮、黑斑、青春痘。

肝經

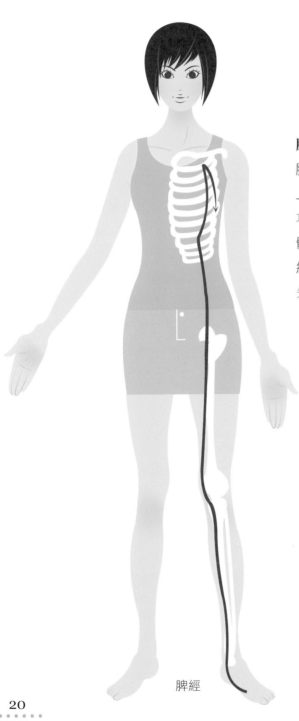

脾經

脾經：

腳拇指內側的隱白穴沿腿部內側往
上；經過腹部一直到胸部的大包穴。
功用：主脾，飲食水穀生化之源、人
體後天能量之本，因此可針對消化系
統及泌尿生殖方面狀況有所作用。
失衡時症狀：水腫、虛胖。

腎經：

從腳掌心的湧泉穴沿腿部內側往
上；經過腹部一直到胸前的俞府
穴。
功用：主腎，掌生殖、生長、發
育等泌尿生殖系統。
失衡時症狀：腰膝酸軟、眼袋浮
腫、肌膚粗糙、四肢冰冷。

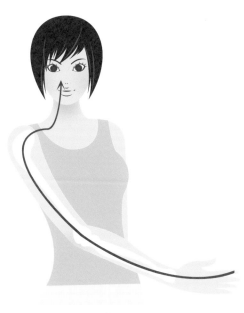

大腸經

手三陽經脈

大腸經：

從食指末端的商陽穴沿手臂
外側；經過肩、頸一直到鼻
子旁邊的迎香穴。

功用：針對消化排泄方面狀
況，因此可針對消化排泄方
面狀況有所作用。

失衡時症狀：便秘、腹脹、
鼻塞、黑眼圈。

腎經

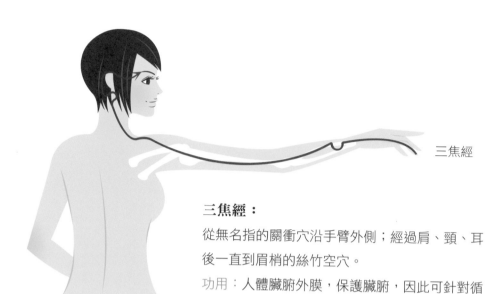

三焦經

三焦經：

從無名指的關衝穴沿手臂外側；經過肩、頸、耳後一直到眉梢的絲竹空穴。

功用：人體臟腑外膜，保護臟腑，因此可針對循環及免疫系統方面狀況有所作用。

失衡時症狀：耳鳴、肩頸酸痛、臉部浮腫、眼袋。

小腸經：

從小指的少澤穴沿手臂外側；經過肩、頸一直到耳朵的聽宮穴。

功用：主小腸，人體水份及養份吸收、供應全身，因此可針對肩頸、手部方面狀況有所作用。

失衡時症狀：落枕、肩臂酸疼。

小腸經

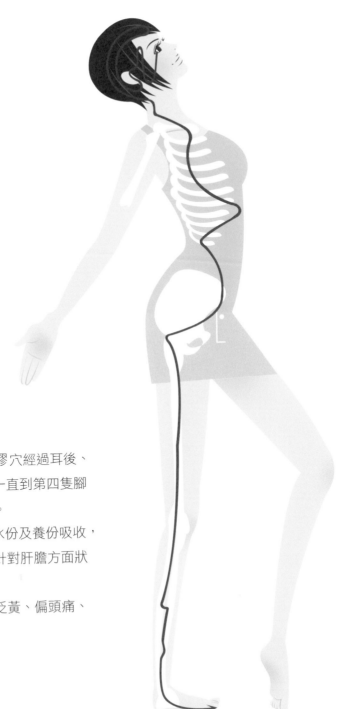

足三陽經脈

膽經：

從眼睛外側的瞳子髎穴經過耳後、
頸、背部沿腿外側一直到第四隻腳
趾頭外側的竅陰穴。

功用：主膽，人體水份及養份吸收，
供應全身，因此可針對肝膽方面狀
況有所作用。

失衡時症狀：臉色泛黃、偏頭痛、
腹瀉。

膽經

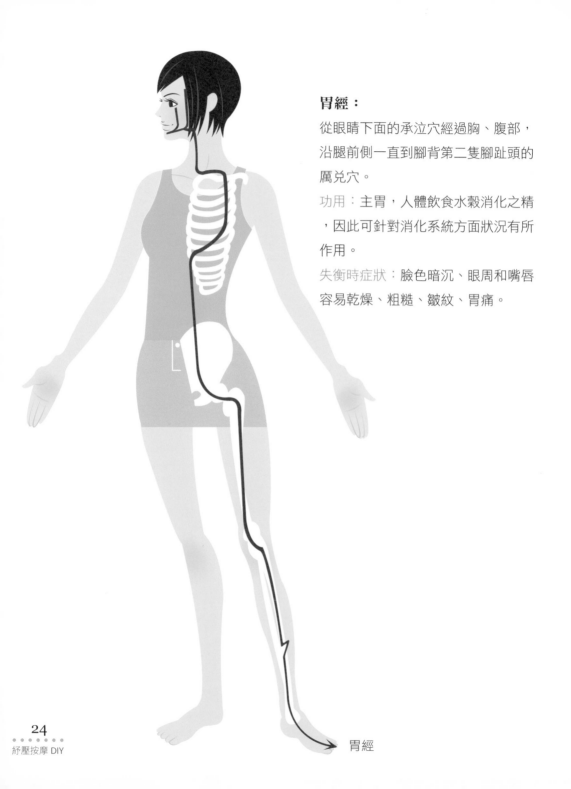

胃經：

從眼睛下面的承泣穴經過胸、腹部，沿腿前側一直到腳背第二隻腳趾頭的厲兌穴。

功用：主胃，人體飲食水穀消化之精，因此可針對消化系統方面狀況有所作用。

失衡時症狀：臉色暗沉、眼周和嘴唇容易乾燥、粗糙、皺紋、胃痛。

胃經

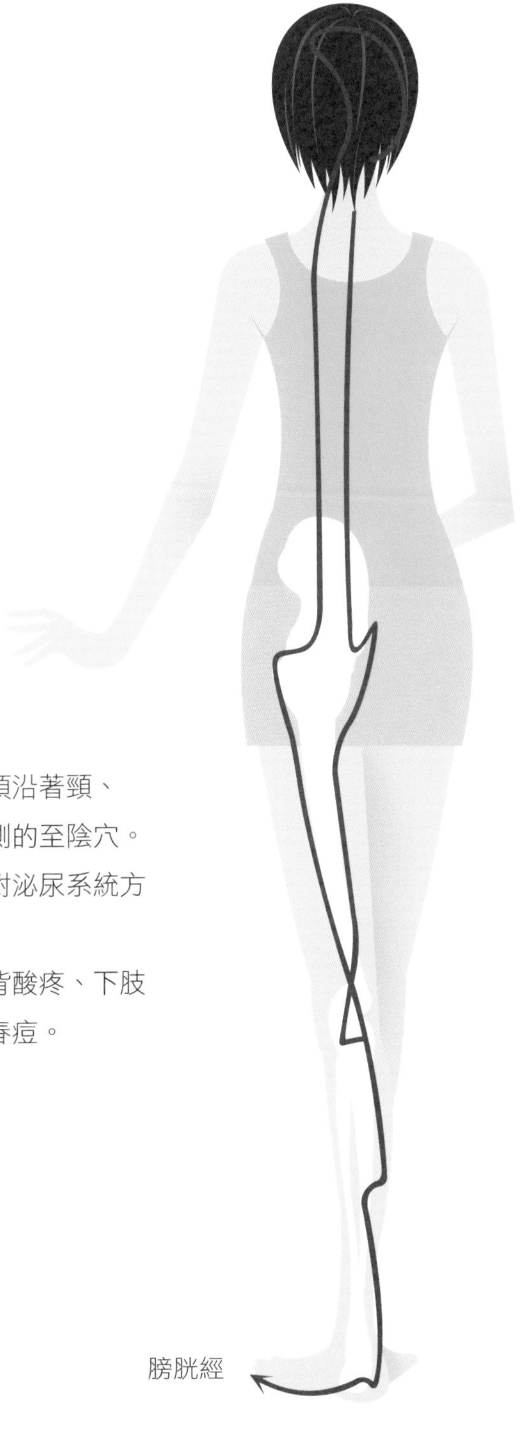

膀胱經：

從眼睛內側的睛明穴從頭頂沿著頸、背，腿後側一直到小指外側的至陰穴。

功用：主膀胱，因此可針對泌尿系統方面狀況有所作用。

失衡時症狀：頭皮屑、腰背酸疼、下肢浮腫、嘴角及下巴易長青春痘。

膀胱經

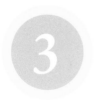

十二經絡時辰圖

　　每條經絡在一天二十四小時內都有一個高峰期，而所屬的器官在其高峰期內是屬於最弱的時間，全身為了支援這個器官，所以將血氣流注此處，也形成經絡脈動最強的高潮期（工作力旺盛）。基本上，每隔兩個小時就有一條經脈進入高潮期，而和其相對的經脈則是處於低潮期（休息）。

　　例如，我們常說吃早餐很重要，為什麼？從時辰圖中可以看出，胃經的高潮期是一天中早上的七點至九點，亦即它工作力最旺盛的時間，這時吃了營養足夠的早餐，不僅不會加重胃的負擔，反而更能將消化後的食物轉換成能量，提供一整天所需。但是現代人卻經常不吃早餐，到了晚上卻大魚大肉，殊不知，晚上七點至九點是胃經的低潮期，太多的食物反而造成胃的負擔，容易因此而消化不良，並形成脂肪堆積而造成肥胖。

　　再看心經的養生時辰是中午十一點至一點，故午時宜靜不宜動，務使心火下降，以免「傷心」，增加心臟跳動的負擔，影響全身循環；而肝膽既然主排毒，那麼晚上十一點至凌晨三點可謂黃金時段，讓身體能徹底放鬆休息，絕對是養生保健的第一步。

　　透過右頁這張時辰圖，我們更能清楚了解每條經絡的高、低潮，若能配合並加強能量的虛弱環節，一定可以提升自己的能量，並讓身心靈達到最佳的平衡狀態。

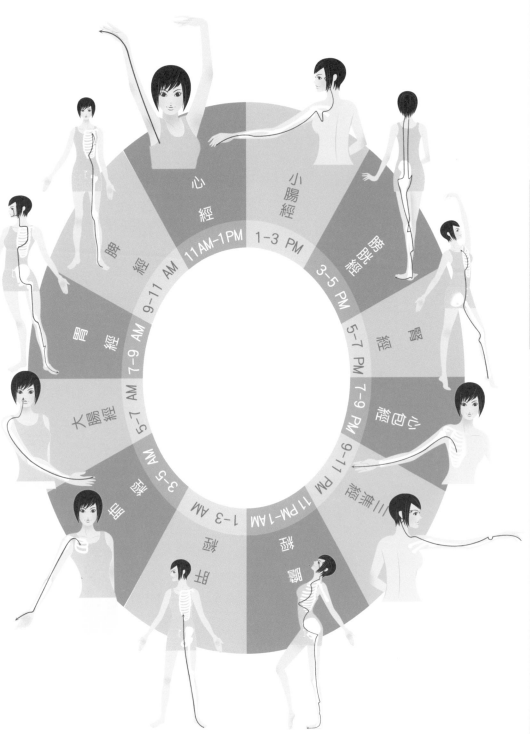

心經

小腸經

脾經

膀胱經

胃經

腎經

大腸經

心包經

肺經

三焦經

肝經

膽經

11AM-1PM 1-3 PM 3-5 PM 5-7 PM 7-9 PM 9-11 PM 11PM-1AM 1-3 AM 3-5 AM 5-7 AM 7-9 AM 9-11 AM

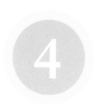

4 取穴法

　　所謂取穴法，即是經穴按摩時尋找穴位的方法。很多人常因找不到穴點或不知道找到的穴點正不正確而對此卻步，雖說取穴正確與否多多少少會影響其效果，但只要把持「寧失其穴，不失其經」的大原則，同樣也能達到紓壓解鬱功效。你可以在穴點附近輕輕按揉，若有疼痛或舒服的感覺產生，其實就可以當正確的穴點使用。本書整理出幾個常用簡易的取穴法，建議讀者可以好好練習，俗話說「熟能生巧」、「一回生，二回熟」，唯有靠自己不斷地練習、摸索、了解自己的身體及反應，必能找到正確的穴點，也能讓自己成為美麗的紓壓達人。

利用身體特徵來尋找穴點

　　身體的特徵，如：眉毛、耳朵、乳頭及肚臍等，都可以是用來尋找穴點的標準。

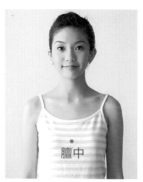

膻中穴：兩乳中間點

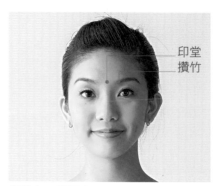

印堂穴：兩眉之間
攢竹穴：眉頭內側凹陷處

利用手指寬度來尋找穴點

　　每個人手指的長度和寬度與自己身體的其他部位有一定的比例，所以可以利用自己的手指來作為丈量的工具

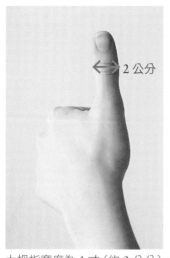

大拇指寬度為 1 寸（約 2 公分）。

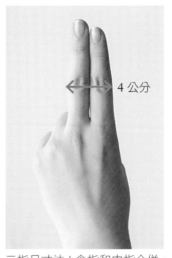

二指尺寸法：食指和中指合併，其寬度為 1.5 寸（約 4 公分）。

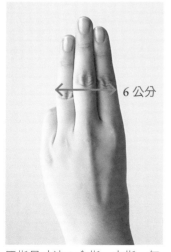

三指尺寸法：食指、中指、無名指合併，其寬度為 2 寸（約 6 公分）。

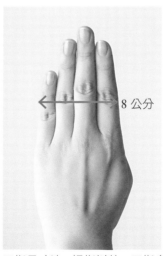

四指尺寸法：拇指以外，四指合併，其寬度為 3 寸（約 8 公分）。

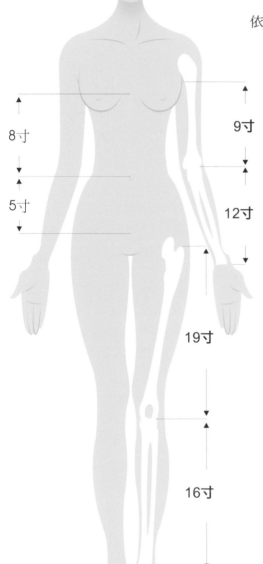

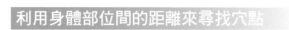

利用身體部位間的距離來尋找穴點

依據人體部位長短距離訂出丈量的準則:

⊃ 兩個乳頭之間的距離　約 8 寸

⊃ 心窩到肚臍之間的距離　約 8 寸

⊃ 肚臍到恥骨之間的距離　約 5 寸

⊃ 肩膀至手肘之間的距離　約 9 寸

⊃ 手肘至手腕之間的距離　約 12 寸

⊃ 骨盆至膝蓋之間的距離　約 19 寸

→ 膝蓋至足踝之間的距離　約 16 寸

第二篇

關於按摩

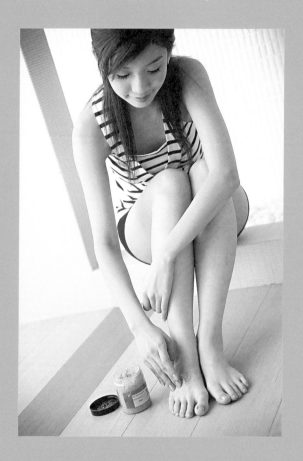

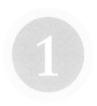

按摩常用手法

　　一般人對於按摩手法的刻版印象就是，利用拇指及其他四指來進行指壓。實際上，為達每個部位放鬆的效果，按摩手法也會有所不同；此外，按摩時力道要適中，不要太過與不及，才能發揮最大的成效。以下將介紹自行按摩時最適用的手法，讓您藉由正確的按摩方式，輕輕鬆鬆趕走酸痛！

1. 握持法

　　一般都是在按摩開始或結束時使用，最主要的目的是安定情緒，告知身體已準備就緒可以進行按摩。是很溫和的按摩手法。

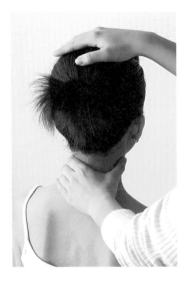

〈〈〈手法圖示

握持法

以手掌輕輕包覆要握持的部位，手掌不必刻意施力，但服貼身體，感受整個手掌與身體合而為一，讓掌心的溫度慢慢深入肌膚。

常用部位

尾椎、頭部、胸口、腹部、膝蓋、足踝、肩關節等容易累積壓力的部位。

2. 推法

用手指、手掌或拳著力於特定部位的經絡上，緊貼皮膚，稍加壓力，施力要穩，速度緩慢均勻，作有節奏的直線推動，稱為推法。

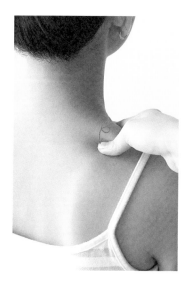

〈〈〈手法圖示
指推法
以單手或兩手拇指指腹側面，在穴位作旋轉推動或直線推進，每次按摩可進行 6 ~ 8 次。
常用部位
前胸、肩膀、手臂、小腿、小朋友的上肢與背腰部。

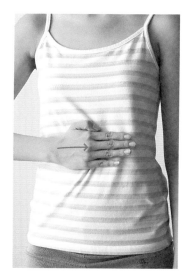

〈〈〈手法圖示
掌推法
利用單手、雙手掌或掌根面做直線或圓圈狀按摩。
常用部位
肩膀、腹部、腰部。

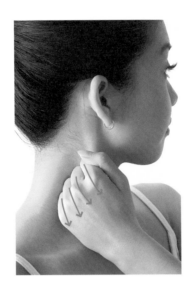

拳推法

握拳,利用拇指以外四指指
關節處施力推進,需注意此
法的力道,請依個人體質調
整施力的力道。

常用部位

頸部、肩膀、臉部。

3. 按法

　　這是最常見的按摩法,用手掌、手指或肘部,緊貼體
表,按於穴道上,逐漸加強力道,稱之為按法。一般人在感
覺身體痠、痛時,都會很自然地在不適處加以按壓,以達舒
緩效果。

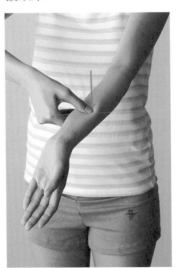

〈〈〈手法圖示

指按法

以拇指或食指、中指指腹在
穴位做定點按壓。

常用部位

手部、臉部。

提醒事項

重要器官,如:心臟、肺臟
附近,禁止重按。

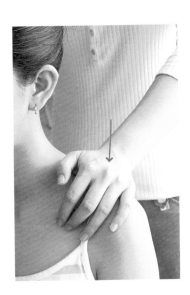

掌按法

利用手掌根部，以單手或雙手重疊方式，針對定點做按壓。

常用部位

肩膀、下背部、腿部。

提醒事項

重要器官，如：心臟、肺臟附近，禁止重按。

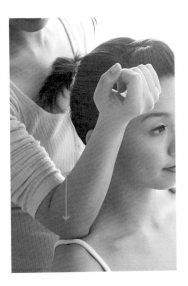

肘按法

肘關節屈曲，用屈肘鷹嘴著力按壓。

常用部位

肩膀、背部。

提醒事項

重要器官，如：心臟、肺臟附近，禁止重按。

4. 拍打法

　　拍打穴道和週邊肌肉，這是給予適度刺激的方式，但需注意，以身體感到舒適的強度來進行，以免造成反效果。

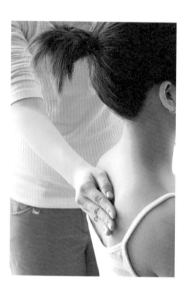

<<< 手法圖示
掌拍法
以空掌拍打穴位或肌肉。
常用部位
前胸、肩膀、背、四肢。
提醒事項
腹部及頭部不適用。

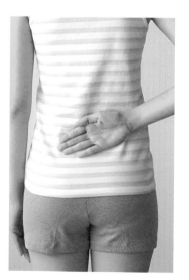

<<< 手法圖示
背拍法
利用手背拍打穴位或肌肉。
常用部位
下背部。
提醒事項
腹部及頭部不適用。

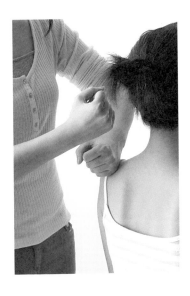

《《《手法圖示

拳拍法

手掌握拳，有韻律地進行敲
打。

`常用部位`

適用於全身酸痛部位。

`提醒事項`

腹部及頭部不適用。

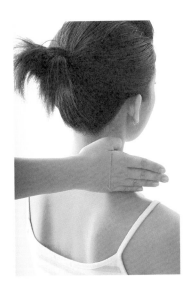

《《《手法圖示

手刀

拇指收於掌心內，四指併
攏，利用指側敲打特定部
位。

`常用部位`

肩膀。

`提醒事項`

腹部及頭部不適用。

關於按摩

按摩常用手法

5. 捏、拿法

　　拇指與其他四指相對，將肌肉以拿東西的方式輕輕拿起再放下的按摩手法稱捏、拿法，但拿法之力道較捏法厚實且深沉。

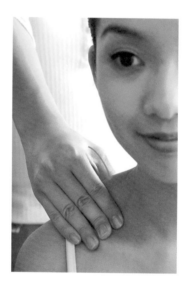

<<<手法圖示

捏、拿法

用拇指腹與其他指腹以對合之力畫圈或捏提。

捏：力道輕柔，作用於皮膚表面。

拿：力道深透，作用於筋脈。

常用部位

頸部、肩部及四肢。

提醒事項

孕婦不建議用此手法按摩肩頸部；體弱、怕痛及老年人的力道也需加以調整。

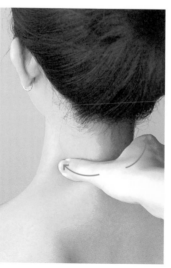

6. 啄法

　　由捏、拿法衍生出來的按摩手法，不同的是，在捏、拿手法加上彈的動作即可。

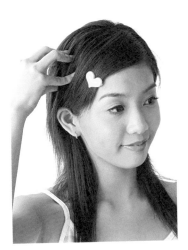

〈〈〈手法圖示

啄法

手指彎曲並分開如爪型，輕輕抓啄特定部位後，快速放開，讓肌肉依本身彈性彈回正常的生理位置。

常用部位

頭部、背部。

7. 摩擦法

　　用手掌或手指輕放於應取部位上，來回依直線或順、逆時針方向，輕緩柔和，均勻協調地撫摩，稱為摩擦法。此法與推法類似，但作用力溫和而淺，僅在體表上為之，經常用在按摩開始、結束及變換手法時的安撫動作。

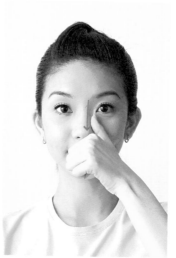

《《《手法圖示

指摩擦法

利用手指指腹，來回直線或順、逆時針環形撫摩。

常用部位

胸部、腹部。

提醒事項

皮膚乾燥、脆弱者應塗抹潤膚乳液或按摩油，再進行。

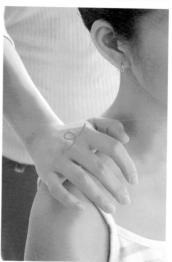

《《《手法圖示

掌摩擦法

利用手掌或掌根，來回直線，或是順、逆時針環形來回撫摩。

常用部位

臉部、胸部、腿部、肩頸。

提醒事項

皮膚乾燥、脆弱者應塗抹潤膚乳液或按摩油，再行之。

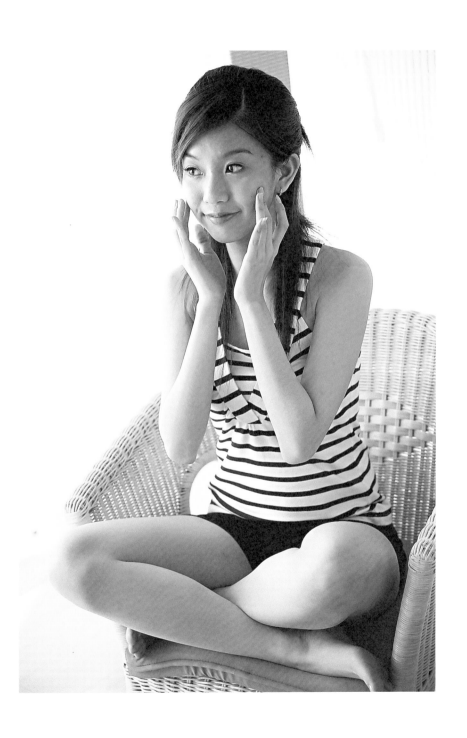

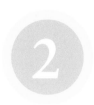

按摩注意事項

按摩穴點的原則

　　一般來說，按摩最佳時機為早晨起床後和晚上睡覺前，前者有助於提神醒腦；後者則幫助消除疲勞。但仍可隨時依照個人不同狀況及需求有所調整，不過有時限於環境，或是針對不易按壓的穴道，又該如何發揮按摩舒緩的功效呢？只要能掌握按摩穴道的兩大原則，廣泛運用於日常養生保健上，便能讓你每天神采奕奕、耳聰目明！

近治原則：哪裡不舒服，就先從其附近的穴道開始。

　　如：百會可以增加秀髮光澤、減少掉髮，若要增進髮絲健康，就多按摩百會。
　　若眼睛疲勞就可多按摩睛明穴，可馬上恢復眼睛神采。

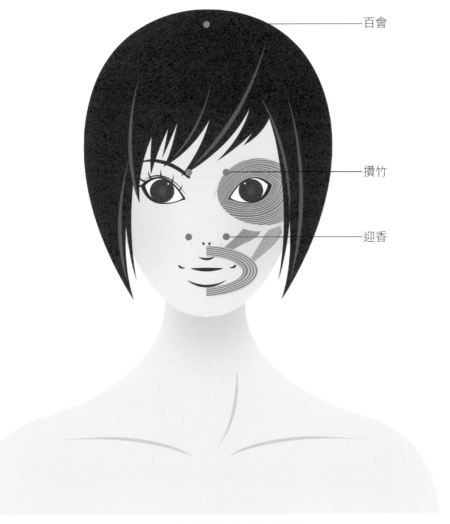

百會

攢竹

迎香

近治原則：臉部、頭部近治穴點

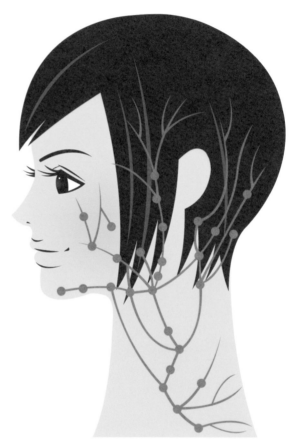

臉部、頸部淋巴淨化分布圖

遠治原則：位處同條經絡，都有舒緩本經病痛的功效。

　　特別針對不易自行按壓的穴道，可以選擇位在同一經絡的穴道代替，一樣具有相同效果。

　　如：承泣穴和足三里穴，其位置雖然一個在臉上，一個在腿部，但因都同屬胃經，所以都有舒緩消化道的功效。

按摩的禁忌

　　雖然按摩可舒緩許多不適感，但凡事都須「適宜」才能有所得，因此當你的身體正處於以下狀況時，按摩之於你，反而會增加身體負擔，須特別留意！

❶ 皮膚敏感、極度疲憊及酒醉都不適宜按摩；

❷ 懷孕婦女及女性生理期間也不適宜按摩腹部；

❸ 飯後半小時不適合按摩，而按摩後半個小時內也不應該進食；

❹ 泡澡時可以按摩，但不宜過久，以免造成昏眩而釀成意外；

❺ 發燒時不可以按摩，否則血液循環加快，可能會增加身體負擔；

❻ 高血壓患者為免血壓上升，不可任意按摩。

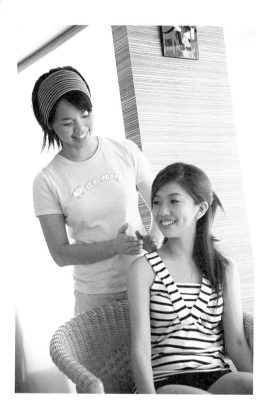

按摩前的準備工作

　　自我保健的按摩當然是隨時隨地都可以做，但若能搭配一些外在放鬆因子，比如，大自然旋律的音樂、芳香天然的精油、柔和暈黃的燈光，相信都能使你在按摩前將自己身體及心情調整到最佳狀態，進而享受完全及深度的放鬆，所以在時間及地點都適合的狀況下，也建議您可以做些安排，讓自己全然放鬆。

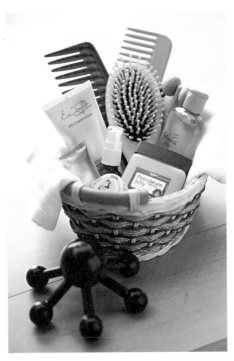

　　談到雙人互動按摩事前的準備工作便馬虎不得，因為每一小步驟都可以決定按摩者在按摩過程中是否能夠放鬆而達到按摩效果。同時，雙方需互相配合且彼此尊重、能夠為對方著想，才可以享受一個放鬆又平靜的按摩時光。

　　在本書每一按摩手技開始之前，我們都會將其準備工作列表，方便在做手技按摩前參考，我們根據不同部位，做了不同的需要指數引導，你可以在辦公室時徒手按摩，也可以調配精油使用，或是家居時隨手取用家居用品，例如：乳液、萬金油、凡士林……等等。

圖示	準備工作
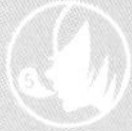	深呼吸五次以放鬆身體與心情
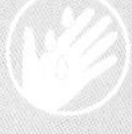	剪短指甲、洗淨雙手。過長的指甲可能會傷及皮膚
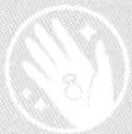	拿掉手上之戒指、手鏈、手錶
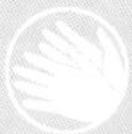	若手溫冰冷，容易使肌肉緊繃不適，可先摩擦雙手二十至三十次，使手掌暖和後再按摩。
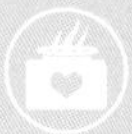	精油的使用：薰香。
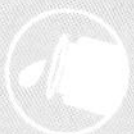	按摩油及精油等基劑的調配。
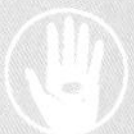	使用家居用品：乳液、萬金油、凡士林……等。
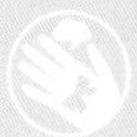	注意保暖。

按摩時的貼心小叮嚀

呼吸吐納

　　按摩時如果肌肉太過緊繃，容易造成傷害，而且無法達到按摩放鬆的效果，建議配合呼吸法，讓按摩的功用達到最大，並使您在按摩後感到精神抖擻，身體、肌肉放鬆、舒適，心靈安詳。

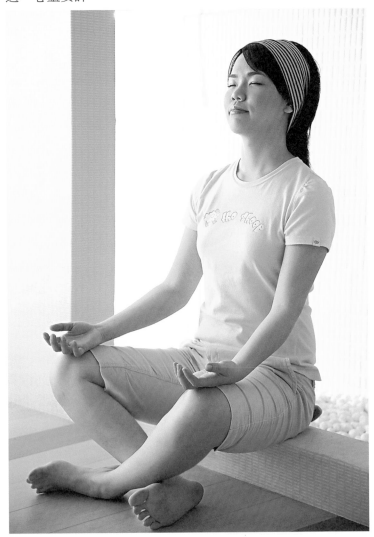

◆ 單人按摩時

　　按壓前，先深吸一口氣，再以緩慢速度吐氣，且由淺而深加重力道，以便能控制速度且力道能直達深層。

◆ 雙人按摩時

　　若是進行雙人按摩，建議雙方可互相先調整呼吸，讓彼此呼吸同步進行後，再著手按摩，在按摩前，仍先深吸一口氣，再以緩慢速度吐氣，且由淺而深加重力道，以便能控制速度且力道能直達深層。

力道深淺

　　按摩時力道的控制是非常重要的，也是影響按摩舒服與否最重要的因素，最好是按下去微痛但感覺舒服，過重則容易造成傷害，過輕則沒有什麼感覺。但如何練習力道呢？對初學者的建議是，單手輕放於欲按壓的穴位，然後身體隨著默數 1、2、3、4、5 的節奏向前按壓，注意「1」為不用力、「5」的力道為最重，再從 5、4、3、2、1 的力道將身體恢復原位，當你掌握此節奏後，再配合上述的呼吸法，相信你一定更能享受按摩情趣。

力道度量尺

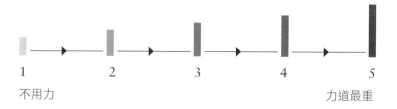

1	2	3	4	5
不用力				力道最重

傾聽身體

不論是單人紓壓或雙人互動按摩，隨著雙手所到之處，也請用心傾聽每一吋身體所發出的訊息，感覺小腿酸疼嗎？那就多停留些時間，用雙手好好安撫疲憊的部位，透過如此對話，相信你一定會更愛惜自己，疼惜自己。雖然按壓穴道會產生酸、痛、麻之感，但先決條件一定是要自己或他人所能接受的力道，而不是一昧遵循痛即有效的觀念。

按摩後的照護

為了幫助促進血液循環、增進新陳代謝，建議您按摩後不妨喝一大杯熱茶，如薰衣草、金盞花……等花草茶，或是溫開水，切忌生冷食物馬上入腹，「血得溫則行，遇寒則凝」，如果喝了生冷，按摩功效將會大減。

提醒您：按摩的功效短期難見其成效，必須有耐心，每天持之以恆而不間斷地按壓；身體才能在每天的按摩中愈見美麗、健康。

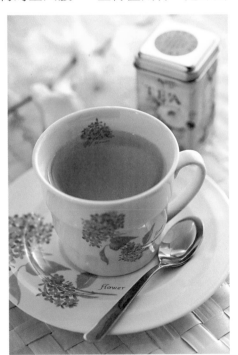

第三篇

紓壓按摩
自己動手做

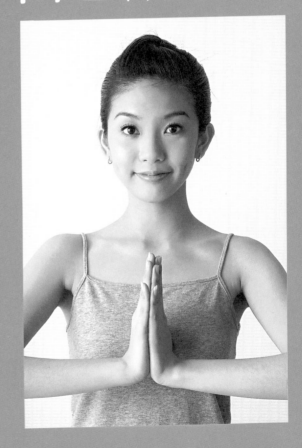

頭部紓壓：頭皮紓壓、健康髮絲

　　當你絞盡腦汁，全神投入工作一段時間後，是否常會覺得頭昏腦脹、頭重腳輕，身心備覺疲累呢？

　　頭部領導著全身的構造，除了保持我們的生活方向，更不斷投入精神思考，支持整個身體的運作。所以當生活中瑣事纏身，導致出現情緒低落、過度焦慮，失眠、頭痛、鼻病或身心不順暢的情形時，都可能是累積好一段時間的壓力反應，更有可能是因為恐懼、束縛的感覺而使身心都陷入困境。

　　自己動手做頭部紓壓，不但可以將累積的壓力釋放，增加活力，更能創造新的思考模式，保持好腦力。

關於頭部

頭部不健康時可能造成的問題：
- 頭部肌肉緊繃／頭痛／頭重
- 過乾容易造成髮色枯黃、斷裂
- 過油則容易藏污納垢、造成頭皮癢，而如雪花般的頭皮屑更是令人尷尬不已
- 掉髮、禿頭
- 少年白

頭部與情緒反應：
　　與頭部對應的情緒問題為緊張及壓力，所以建議你換個角度思考——學習相信自己，並隨時調整呼吸，與週遭人、事、物保持平和心情，對於紓解緊張與壓力都有不錯的效果。

頭部紓壓的好處：
- 增強記憶力、思緒清晰
- 提神、提升注意力、淨化並促進血液循環
- 放鬆壓力、解放自己
- 加強頭皮健康，恢復秀髮光澤豐盈

頭部紓壓常用穴道：

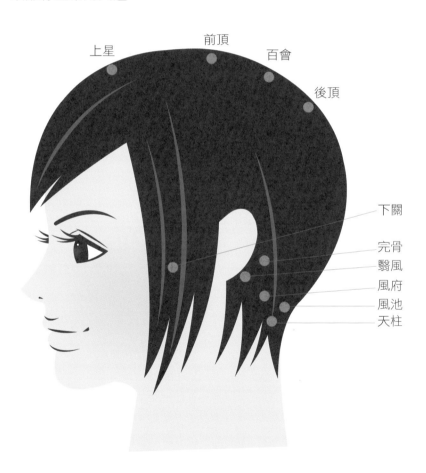

上星　　　前頂　　　百會

後頂

下關

完骨
翳風
風府
風池
天柱

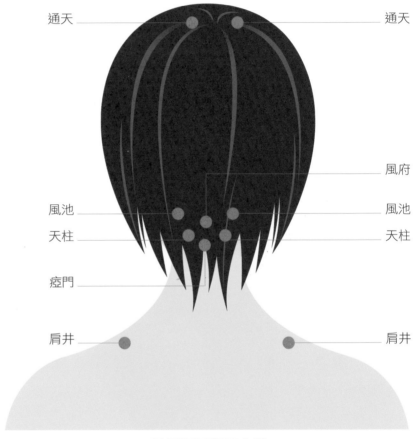

通天　　　　　　　　　　　　　　　　通天
風府
風池　　　　　　　　　　　　　　　　風池
天柱　　　　　　　　　　　　　　　　天柱
瘂門
肩井　　　　　　　　　　　　　　　　肩井

頭部紓壓常用穴點

紓壓醒腦經絡按摩

　　下午二、三點可能是上班族體力、注意力急速下降的時間，精神不濟、昏昏欲睡，以致工作效率下降、甚至還得加班趕工？撥出五～十分鐘時間，運用以下頭部按摩的方法，採放鬆坐姿，即可達到釋放壓力、提神醒腦、促進血液循環的作用；而透過雙人互動按摩可以幫助更深入穴道，進而達到更深層的放鬆，只要找到互動夥伴，就可在任何時間、環境下進行，讓頭腦迅速獲得能量，活絡思緒！

紓壓按摩前準備：

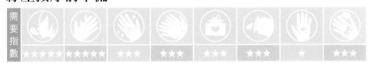

說明：★★★★★為「一定要」、★★★為「可有可無」、★為「替代用品」

頭部紓壓按摩之功用：

＊放鬆頭部肌肉、釋放壓力

＊提神醒腦

＊促進血液循環

＊促進新陳代謝

◆特別推薦給用腦過度之上班族、考生。

單人手法示範

1-1 把手掌放在兩側太陽穴，手指靠在頭上。

1-2 先依順時針方向慢慢旋轉手掌十次。

1-3 再依逆時針方向旋轉十次。

1-4 最後再用掌按法按摩整個頭皮，放鬆頭部
　　肌肉。

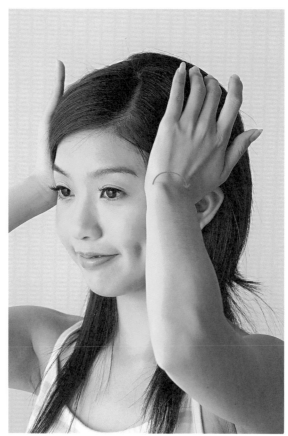

手法示範照片 1

2-1 右手握拳。

2-2 以指關節震動頭部中線：神庭穴→百會穴
（加強重點）→風府穴。

2-3 重複三次。

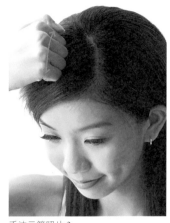

手法示範照片 2

3-1 由左耳際後側以拇指沿髮線指按至後側頸
部中央。

3-2 往上指按，力道為 1 → 2 → 3。

3-3 往上指按後停留 3 秒，並加以揉按。

3-4 重複三次。

3-5 右邊重複相同動作。

加強版 　這個動作對於感冒及頭痛都有不錯效
果，按壓時會有酸疼之感，若欲加強力道，可以將
手肘置於桌面，拇指往上指按，但頭往拇指方向傾
靠，這樣可以幫你節省不少力氣喔。

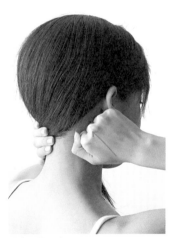

手法示範照片 3

雙人互動手法示範

準備姿勢：

坐姿：宜採靠背坐椅，被按摩者採跨坐，將額頭枕於椅背上，按摩者則站於頭頂處後側方位置。

臥姿：被按摩者宜採俯臥，按摩者可以站、坐或跪坐於近頭頂處位置。

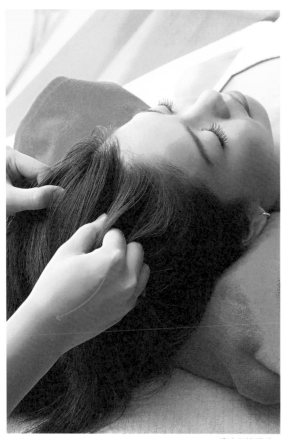

1-1 雙手五指插入頭髮裡，從髮根往後拉扯至髮尾，由督脈中線開始，分段拉至百會穴，再往左、右膀胱經移動。

1-2 往後拉時，身體往後，為吐氣狀態，停留 3 秒。

手法示範照片 1

2-1 雙手拇指指按神庭穴→風府穴（加強百會
　　穴）、曲差穴→風池穴、本神穴→天柱
　　穴、角孫穴→翳風穴四條線。

2-2 往下指按，力道為 1 → 2。

2-3 往下指按後停留 3 秒，並加以揉按。

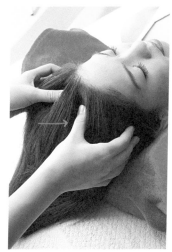

手法示範照片 2

3-1 以雙手四指指腹指按後腦勺，加強風池、
　　風府等穴。

3-2 往下指按，力道為 1 → 2；但髮際之穴點
　　如：風池、風府，可加強力道為 1 → 2 →
　　3。

3-3 往下指按後，停留 3 秒，並加以揉按。

❤ 貼心小叮嚀

＊ 最好是採坐姿或躺著按摩。

＊ 力道不可太重，宜輕緩及力點集中。

＊ 最好是早上按摩頭皮，具提神醒腦作用。

＊ 若晚上做頭皮按摩，建議於睡前 2 ～ 3
　 小時前做，否則可能難以入睡。

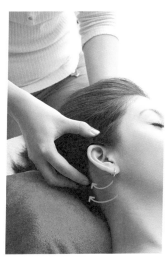

手法示範照片 3

輔助工具及其他家居用品之運用

輔助工具之運用：

‍⊃ 寬齒梳：從髮根梳到髮尾，長髮者最好彎腰低頭，從髮根
　　　　由後往前梳到髮尾，建議早上起床或晚上睡前使
　　　　用，具有按摩頭皮，促進血液循環的效果。

⊃ 按摩刷：材質通常為木製，齒梳末端為小圓頭，可以隨身
　　　　攜帶，輕輕拍打頭部，取代手部的按摩手技。

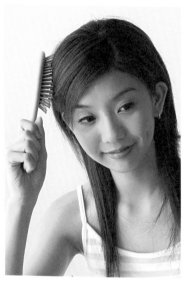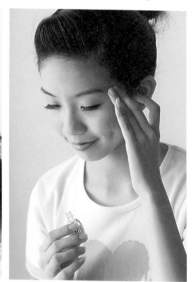

✌ 你也可以這樣做

當你想要按摩，手邊又沒有天然精油配方時，也可使用如萬金
油、綠油精等居家常備用品，擦於太陽穴、風府穴、風池穴等穴
點，再加以按摩，也會有很好的效果。

此外，要消除壓力，也可以採用下列方式：

⊃ 以啄法按摩整個頭皮；或是

⊃ 以雙手從髮根拉扯至髮尾，利用反作用力，舒緩頭皮壓力。

紓壓精油小品

頭皮清新噴霧（2%）──清新提神

i. 準備澳洲尤加利精油 6 滴＋檸檬薄荷精油 4 滴＋丁香精油 2 滴。

ii. 將精油分別滴入瓶中，輕輕搖勻，再倒入加了蒸餾水（28.4c.c.）的植物酒精（濃度 40% 以上，最好為 70%，1c.c.），合計為 30C.C 即完成。

> **TIPS** 這是隨身攜帶的噴霧配方，無論旅遊、上班、居家都可使用。當你疲勞、精神不濟時，輕輕噴灑頭皮，配合按摩手技，可以提振精、氣、神，讓你元氣飽滿。

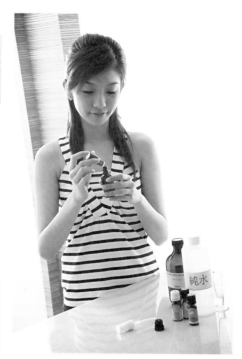

頭部舒緩按摩油配方（5%）──放鬆舒眠

i. 準備高地薰衣草精油 4 滴＋天竺葵精油 4 滴＋伊蘭精油 2 滴。

ii. 將前述精油加入 10C.C 的椰子油基底油中，舒緩按摩油便完成了。

> **TIPS** 洗完頭髮後，將頭髮吹乾或睡前進行頭皮按摩，剩餘的按摩油可順著髮絲做保養，或是當成護髮膜包起睡覺，隔日再略加清洗。椰子油可以滋潤頭皮及改善乾燥髮質。

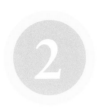

臉部紓壓：抗老亮顏、美白塑臉

　　按照醫學美容的解剖學來看，不同年齡的女性朋友都必須面對不同的肌膚挑戰，例如：青春期朋友的油光滿面、毛孔粗大、粉刺、青春痘；熟齡肌膚的敏感、乾燥、暗沉、老化、斑點等等，不少女人為了維持年輕亮麗的臉孔，更是努力在美容科技中鑽研、甚至砸下重金也在所不惜。

　　而臉部除了追求美麗之外，更扮演人與人間很重要的溝通橋樑，根據統計，有效溝通的要素中，語言只佔了 8%。臉部卻佔了 55%，聲調為 37%。有些人因為臉部線條下垂，例如：眼尾下垂、面肌垂墜、嘴角下垂，造成心事重重、悶悶不樂的表情，不但影響自己的心情，甚至關閉了互動之門——不聽、不看、不說，冷漠的隔絕了自我。

　　其實想要臉部光采亮麗、受人歡迎，不需花費太多金錢與時間，最重要的就是要保持身心愉快，再利用簡單的按摩方式，隨時拍拍臉部、揉揉耳朵、做做臉部紓壓，每日 10~15 分鐘且持之以恒，必能漸入佳境，看得見蘋果臉，就是看不出年紀。

關於臉部

臉部不健康時可能造成的問題：
- 毛孔粗大、油光滿面
- 粉刺、青春痘困擾
- 易敏感
- 乾燥暗沉
- 斑點
- 法令紋太深、嘴角下垂
- 眼部細紋、泡泡眼、黑眼圈
- 缺乏彈性、鬆弛、皺紋

臉部與情緒反應：

　　展現在臉部的問題代表我們看世界的心態，如果您覺得外在環境不夠美好、穩定，痘痘、敏感就會一一浮現，宣示你的不安全感。

　　所以何不放開心胸，勇敢表達自己及努力追求你曾有的想望，唯有真實面對自我，才有學習勇敢的機會。

臉部紓壓的好處：
- 促進血液循環、臉色紅潤
- 放鬆壓力、告別暗沉
- 增強肌膚抵抗力、恢復健康光采
- 拉提下垂肌膚，年輕十歲

臉部紓壓常用穴道：

① 陽白　② 攢竹　③ 魚腰　④ 絲竹空
⑤ 睛明　⑥ 瞳子髎　⑦ 承泣　⑧ 四白
⑨ 巨髎　⑩ 地倉　⑪ 迎香　⑫ 顴髎
⑬ 耳門　⑭ 聽宮　⑮ 聽會　⑯ 印堂
⑰ 人中　⑱ 承漿

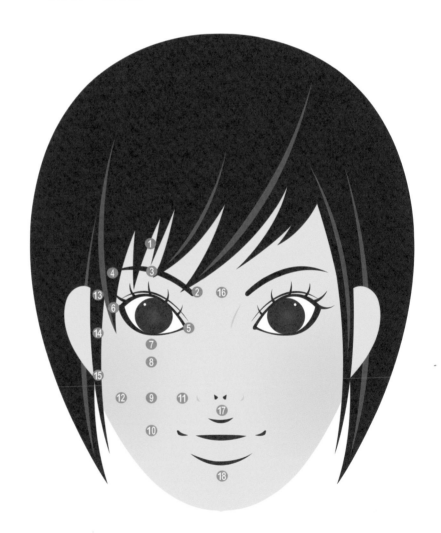

臉部紓壓經絡按摩

　　雖然造成肌膚問題的原因很多，但像斑點、青春痘、水腫等美容大敵，很多都是身體機能失調所致。因此，如果懂得如何利用經絡穴點，適時讓自己紓壓解勞一番，那麼想要健康、紅潤、緊緻的肌膚絕對不是個難題。下面將介紹連辦公室都能進行的紓壓手技，從今天起開始動手做，讓歲月從此停下腳步。

紓壓按摩前準備：

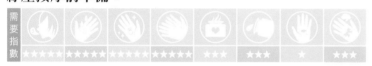

說明：★★★★★為「一定要」、★★★為「可有可無」、★為「替代用品」

臉部紓壓按摩之功用：

＊放鬆臉部肌肉、釋放壓力

＊ 提神醒腦

＊促進血液循環，紅潤臉色

＊促進新陳代謝，淡化斑點

＊排除多餘水份，塑臉緊實

＊拉提緊緻，預防鬆弛

＊減少細紋，光滑柔潤

◆ 特別推薦給想要擁有健康亮麗肌膚的所有男、女性朋友。

▶ **額頭**

1-1 雙手中指及無名指併攏，以指按法往後平
　　行移動至太陽穴。

1-2 往下指按，力道為 1 → 2 → 3。

1-2 重複三次。

手法示範照片 1

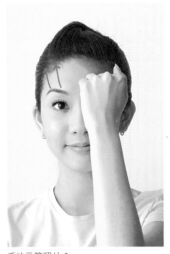

2-1 右手握拳以拳推法從右邊眉頭上方推至髮
　　際，再往左邊移動，直至左邊眉尾推至髮
　　際做結束。

2-2 以力道 1 → 2，由下往上輕輕滑動。

2-3 重複三次。

手法示範照片 2

▶眼睛

1-1 用雙手中指以指按法分別依序按壓睛明、
　　攢竹、魚腰、絲竹空、太陽穴、瞳子髎、
　　承泣、四白穴等穴。

1-2 往下指按，力道為 1 → 2 → 3。

1-3 重複三次。

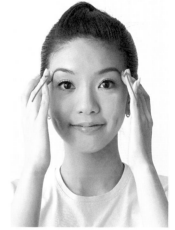

手法示範照片 1

2-1 使用右手食指指節，以指推法由內而外輕
　　推右眼上、下眼眶下緣。

2-2 指節力道保持 1（不用力），利用滑動力
　　量即可。

2-3 重複三次。

2-4 於左眼重複相同動作。

注意！ 眼睛周圍的皮膚為臉部角質層最薄部位，
其厚度僅為臉部肌膚 1/3，但卻也是最頻繁、化妝
過程最複雜、拉扯皮膚次數最多的部位，因此在按
摩眼部時，力道務求輕柔，以不拉扯肌膚為首要注
意事項，不然多做多錯，至為可惜。

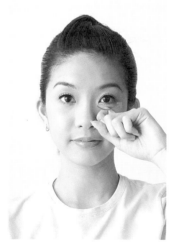

手法示範照片 2

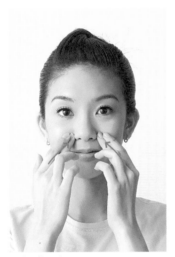

手法示範照片 1

鼻

1-1 以食指與中指重疊，以指按法指按迎香
　　穴。

1-2 往下指按，力道為 1 → 2。

1-2 重複六次。

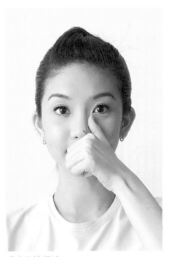

手法示範照片 2

2-1 以雙手拇指外側在鼻翼兩側由上而下以指
　　摩擦法撫摩。

2-2 以力道 1 → 2 輕輕滑動。

2-3 重複六次。

▶嘴

1-1 雙手食指與中指重疊，以指按法指按承漿
　　穴、地倉穴和人中穴。

1-2 往下指按，力道為 1 → 2 → 3。

1-3 重複三次。

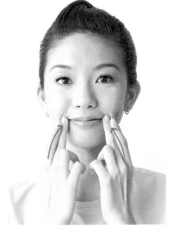

手法示範照片 1

2-1 雙手中指從嘴唇下方往外側，將嘴角往上
　　提升做微笑狀。

2-2 以力道 1 → 2 輕輕滑動

2-3 重複六次

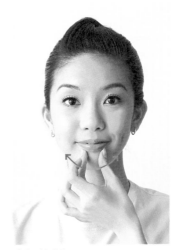

手法示範照片 2

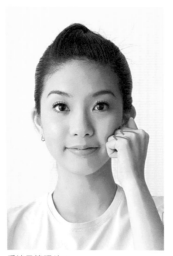

手法示範照片 2

▶臉頰

1-1 雙手握拳，利用拳推法，以四指指節沿著
　　顴骨下方由鼻翼經巨髎穴推至耳中。

1-2 往上拳推，力道為 1 → 2 → 3。

1-3 重複三次。

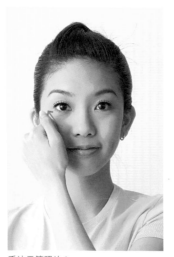

手法示範照片 3

2-1 單手握拳，利用拳推法，由內而外，從下
　　巴推至耳下、從嘴角推至耳中、鼻翼推至
　　耳上。

2-2 以力道 1 → 2 輕輕滑動。

2-3 重複六次。

▶ 下巴

1-1 以雙手拇指固定於下顎，以食指外側由下
　　巴開始分 6 點由內而外指按至耳下。

1-2 往下指按，力道為 1 → 2 → 3。

1-3 重複三次。

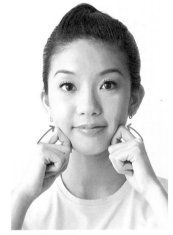

手法示範照片 1

2-1 左手呈剪刀狀，沿下顎骨中央往左外側提
　　拉。

2-2 右手呈剪刀狀，沿下顎骨中央往右外側提
　　拉。

2-3 左右各重複六次。

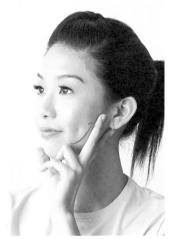

手法示範照片 2

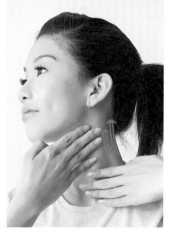

手法示範照片

▶頸部

1-1 手掌交互由下往上，以掌摩法輕撫頸部。

1-2 由左而右重複六次。

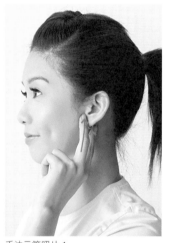

手法示範照片 1

▶耳朵

1-1 手指呈剪刀狀，中指置於耳前、食指置於
　　耳後，以指按法按壓耳朵 3 穴點──由上
　　而下分別為耳門、聽宮、聽會。

1-2 往內指按，力道為 1 → 2 → 3。

1-3 重複三次。

手法示範照片 2

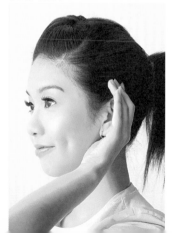

2-1 雙手同時包覆耳骨往內摺。

2-2 停留 3 秒，放開。

2-3 重複三次。

雙人互動手法示範

準備姿勢：

坐姿：宜採靠背坐椅，被按摩者全身放鬆，
　　　將頭後仰置於椅背上，按摩者則站於
　　　頭頂處後側方。

臥姿：被按摩者採仰臥，按摩者可以站、坐
　　　或跪於頭頂處後側方。

1-1 雙手拇指以指按法依序由攢竹、魚腰、絲
　　竹空等穴，往上指按至髮際處。

1-2 指按太陽穴結束。

1-3 往下指按，力道為 1 → 2 → 3。

1-4 重複六次。

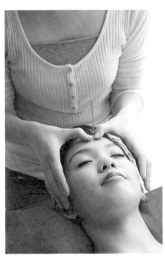

手法示範照片 1

2-1 雙手四指沿著顴骨下方，往上指按巨髎、
　　顴髎等穴，至耳前結束。

2-2 往上指按，力道為 1 → 2 → 3。

2-3 重複六次。

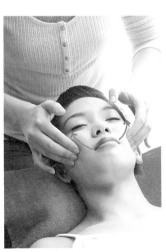

手法示範照片 2

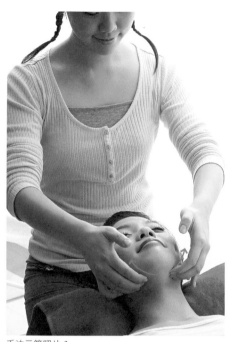

手法示範照片 3

3-1 雙手四指併攏以指腹指按，由內而外，沿下顎骨往上抬提下巴、下顎、耳下結束。

3-2 往上抬提，力道為 1 → 2 → 3。

3-3 重複六次。

注意！ 抬提時，按摩者身體應跟著往後仰，且以被按摩者能承受之角度為最大極限，如此才能使力道為柔軟，並讓整個作用力發揮最大紓壓效果。

❤ 貼心小叮嚀

＊力道不可太重，宜輕緩、力點集中。

＊建議您在做臉部按摩前，可以先用熱毛巾敷臉，可以讓按摩後的效果更好。

＊有些人因緊張或壓力過大會不自覺咬緊牙根，造成臉部肌肉僵硬或雙頰酸痛，這時別忘了臉部按摩喔。

＊若臉上痘痘有嚴重化膿和發炎時，請勿隨意按摩，這時可以刺激臉部以外穴點，增加肌膚抵抗力，如：合谷穴、曲池穴，都具有美肌效果！

輔助工具及其他居家用品之運用

輔助工具
- 煮熟微溫的雞蛋
- 裝了六七分滿溫熱水的馬克杯

紓壓用法：
以微溫的雞蛋或是馬克杯，下巴至耳下、嘴角至耳中、鼻翼至太陽穴方向上移進行按摩動作，力道為上提重，下滑輕。

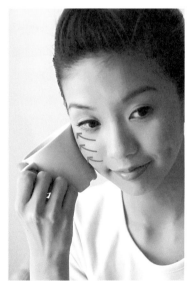
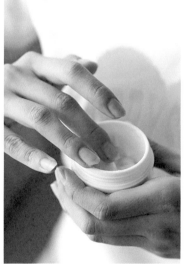

✌ 你也可以這樣做
家居場合中，如果沒有合適的精油，也可以利用滋潤性晚霜來做按摩動作，因為晚霜較日霜具有更好的延展性；但不建議使用嬰兒油或凡士林，因為礦物油成分會堵塞毛孔，造成痘痘問題。

紓壓精油小品

玫瑰茉莉乳香臉部按摩油（1.5%）──美白塑臉

i. 準備阿拉伯茉莉精油 1 滴＋乳香精油 1 滴＋岩玫瑰精油 1 滴。

ii. 準備一小碟皿，倒入 2c.c. 的玫瑰果油，調和滋潤乳液（一般家居使用的臉部乳液即可）8c.c.，再加入茉莉、乳香及岩玫瑰等精油即完成。

> **TIPS** 玫瑰果油是一種野生的玫瑰果實，含豐富的維化命 C，對肌膚的保濕與滋潤效果很好，可以減輕肌膚老化，天然成分的玫瑰果油較黏稠，推薦和乳液調勻使用。

臉部清爽淨化噴霧（2%）──深層淨化、白裡透紅

i. 準備德國洋甘菊精油 16 滴＋玫瑰精油 16 滴＋廣藿香精油 8 滴。

ii. 將前述精油加入 5c.c. 蘋果醋和 10c.c. 金鏤梅純露，再加入 83c.c. 的蒸餾水中，搖勻即可使用。

> **TIPS**
> ＊蘋果醋不僅可以稀釋當保健飲料，也可調理皮膚，促進微循環，淨化肌膚。
> ＊金鏤梅純露有很好舒緩肌膚及抗老化效果。
> ＊此配方噴霧，攜帶方便、隨時可用，特別推薦早、晚洗臉後當化妝水使用。

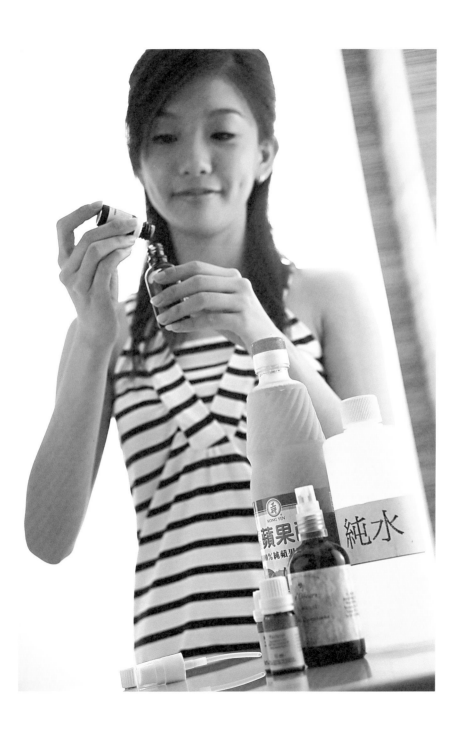

眼部紓壓：明眸亮眼、消除疲勞

　　詩人們讚美，眼睛是靈魂之窗，所以我們常可以從一個人的眼神中，觀察出他的情緒感受、心理狀態。眼睛也是我們對外的情緒之門，不只是接收印象，也能傳達訊息，就算沒有言語的交談，也在眼波流動中，傳送著每個人的情感，美麗深邃的眼神，往往能在瞬間相聚的片刻讓人留下深刻的印象。

　　現代人身處緊張的生活狀態，少了與大自然的接觸，不斷增加的是過度用眼的工作狀態，長時間使用電腦和觀看電視，常常讓眼睛過度疲勞而酸痛，失去原有的神采與靈性。

　　若以醫學美容的解剖生理學觀看眼部的結構，常見的眼部困擾，有泡泡眼、黑眼圈、魚尾紋……等等，自己動手做亮眼紓壓，不但可以消除泡泡眼（脂肪球狀和眼袋除外）、黑眼圈和拒絕魚尾紋，不用花費購買昂貴的眼部保養品，雙手萬能神奇有效，輕壓穴道、舒緩靈魂之窗，讓妳擁有一對充滿活力與靈性的電眼明眸。

關於眼部

眼部不健康可能造成的問題：
- 眼睛酸澀
- 泡泡眼
- 黑眼圈
- 乾燥、細紋
- 色素沉澱

眼部與情緒反應：

　　對於生活的不滿或不喜歡生活中所看到的點滴，無意識地選擇視而不見，可能衍生出眼睛的問題。選擇一個您想要的生活，或創造一個您喜歡的環境，讓眼睛發揮最大的功能，進而享受生活情趣並感激所擁有的一切，轉念之間讓情緒平和，更加的熱愛和肯定自己，相信您的生活會因而有所不同。

眼部紓壓的好處：
- 促進血液循環、明眸亮眼
- 減少水分滯留、消除眼袋
- 釋放壓力、減少細紋
- 消除眼睛酸澀

眼部紓壓常用穴道：

① 陽白　② 攢竹　③ 魚腰　④ 絲竹空
⑤ 睛明　⑥ 瞳子髎　⑦ 承泣　⑧ 四白
⑨ 巨髎　⑩ 地倉　⑪ 迎香　⑫ 顴髎
⑬ 耳門　⑭ 聽宮　⑮ 聽會　⑯ 印堂
⑰ 人中　⑱ 承漿

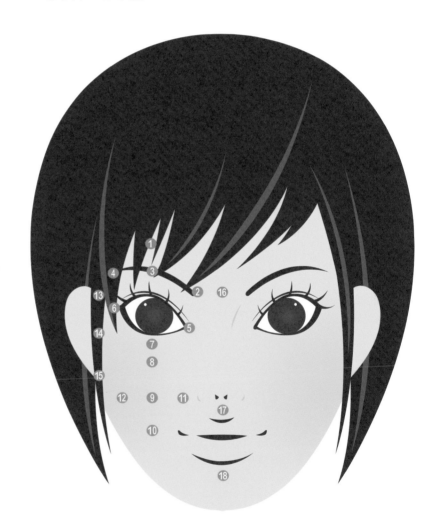

眼部紓壓經絡按摩

　　黑白分明、水汪汪的大眼睛是每個女孩子的夢想，暫且不管眼睛的大小，明亮的雙眼總增添幾分生動及俏皮，但我們往往將時間花在電腦前或看電視節目中，忘記好好照顧我們的靈魂之窗，直到她乾澀、酸痛，失去應有的神采時，才驚覺她的存在。現在記得打開電腦前或午休時，花些許時間好好按摩您的雙眼，讓血液及氧氣輸送到眼睛，作為您一整天工作前的暖身運動。

紓壓按摩前準備：

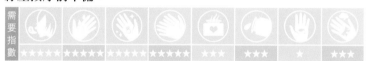

| 需要指數 | ★★★★★ | ★★★★★ | ★★★★★ | ★★★★★ | ★★★ | ★★★ | ★ | ★★★ |

說明：★★★★★為「一定要」、★★★為「可有可無」、★為「替代用品」

眼部紓壓按摩之功用：

＊放鬆眼部肌肉、釋放壓力

＊提神醒腦

＊促進血液循環

＊排除多餘水分

＊減少細紋，預防眼袋、黑眼圈

◆ 特別推薦給需要長時間集中視力的工作者。

單人手法示範

1-1 用中指以指按法，分別依序按壓晴明、攢
　　竹、魚腰、絲竹空、太陽穴、瞳子髎、承
　　泣、四白穴等穴點。

1-2 往下指按，力道為 1 → 2 → 3。

1-3 重複三次。

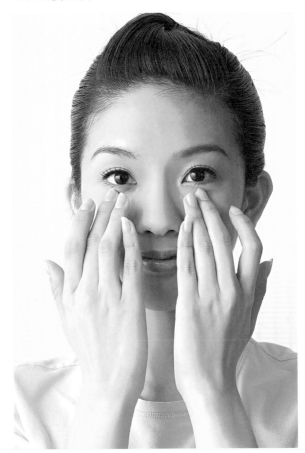

手法示範照片 1

2-1 使用右手食指指節，以指推法由內而外輕
　　推右眼上、下眼眶下緣。

2-2 指節力道保持 1（不用力），利用滑動力
　　量即可。

2-3 重複三次。

2-4 於左眼重複相同動作。

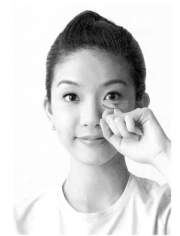

手法示範照片 2

3-1 雙手搓熱，置於雙眼上安撫後拉開。

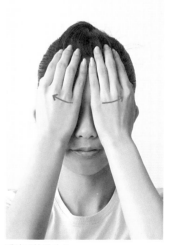

手法示範照片 3

雙人互動手法示範

準備姿勢:

坐姿:宜採靠背坐椅,被按摩者全身放鬆將頭
　　　後仰置於椅背上,按摩者則站於頭頂處
　　　後側方。

臥姿:被按摩者採仰臥,按摩者可以站、坐
　　　或跪於頭頂處近後側方。

1-1 雙手中指與無名指交疊,以指按法依序由
　　　睛明、攢竹、魚腰、絲竹空按壓。

1-2 指按太陽穴結束。

1-3 往下指按,力道為 1 → 2 → 3。

1-4 重複三次。

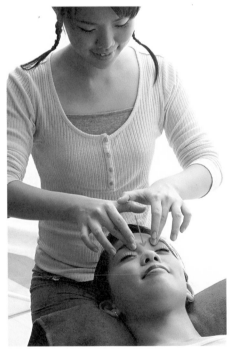

手法示範照片 1

2-1 雙手中指與無名指順著兩眼上、下眼眶四
　　周畫圈按摩，可加強眼下之四白穴。

2-2 重複三次。

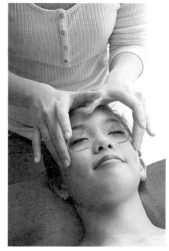

手法示範照片 2

3-1 雙手搓熱置於雙眼上，安撫 5 秒後，拉開
　　至太陽穴，指按後結束

3-2 指按太陽穴，力道為 1 → 2 → 3。

💗 貼心小叮嚀

不可直接在眼球上按摩，以免造成眼睛上的傷
害，建議您在眼睛周圍按摩，且力道要輕；戴隱
形眼鏡者，更需注意其力道。

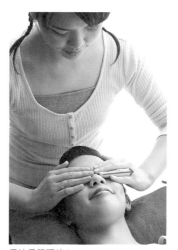

手法示範照片 3

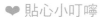

如何避免眼部細紋增加

1. 注意適當的照明設備，不要太暗也不要太亮。

2. 不論配戴眼鏡或隱形眼鏡都要定期測量度數。

3. 在做眼部清潔或化妝時，不要過度拉扯肌膚。

輔助工具及其他居家用品之運用

輔助工具

⊃ **溫熱毛巾**：將溫熱的毛巾捲起來放在眼睛上面，可以促進血液循環，達到不錯的紓壓效果。

⊃ **泡過的紅茶袋**：將泡過的紅茶茶包先置於冰箱冷藏室中，保持冰涼狀態，再取出使用，貼敷眼睛 5 ～ 10 分鐘，使眼睛瞬間明亮。

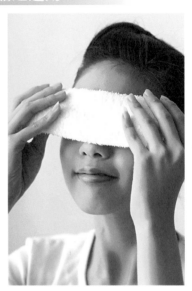

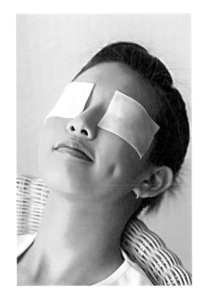

✌ 你也可以這樣做

⊃ 眼睛覺得乾澀時，用化妝棉沾不含酒精的化妝水，閉上眼睛，將化妝棉貼在眼皮上，冷敷 5 ～ 10 分鐘，或將雙手摩擦生熱覆蓋在眼睛均可以讓雙眼立即放鬆。

⊃ 可以使用滋潤型眼霜來做滋潤按摩。

紓壓精油小品

金縷梅洋甘菊亮眼舒壓敷貼（1%）──明眸亮眼
i. 準備德國洋甘菊精油 2 滴＋依蘭精油 1 滴＋穗花薰衣草精油 1 滴。
ii. 加入含有 5C.C 金縷梅純露加 15c.c. 蒸餾水的碟皿中混合。

> **TIPS** 金縷梅純露有很好的舒緩肌膚及抗老化效果，每週使用 2～3 次可以舒緩眼睛疲勞，明眸亮眼。

玫瑰亮眼抗皺按摩油（1.5%）──亮眼抗皺
i. 準備芹菜精油 1 滴＋乳香精油 1 滴＋花梨木精油 1 滴。
ii. 將精油與 10c.c. 的甜杏仁油倒入小碟皿中混合調勻，即可使用。

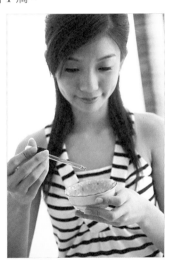

紓壓用法：
用中指和食指按摩眼眶。在距離下眼瞼一公分處，由外側往內側像彈鋼琴一樣輕輕地彈按。

> **TIPS** 甜杏仁含豐富的必需脂肪酸，對容易乾燥的眼部肌膚有很好的潤滑效果，同時也能有效修護細胞，可以改善眼周細紋。

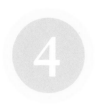

肩頸紓壓：紓壓解鬱、青春抗老

　　妳是每天處理繁瑣零碎工作的超級秘書，還是必須閱讀大量文件資料的決策執行長呢？無論何時何地，當我們專注工作時，只要是跟桌上文書檔案有關的長時間握筆書寫、閱讀打字，往往都會疏忽了肩部、頸部肌肉因長時間工作所造成的肌肉緊繃感。

　　美儀老師常會提醒女性朋友們，肩、頸是表現女性柔媚的重要線條，古代皇帝最寵愛的格格們可都是用肩膀撒嬌的喔！所以透過按摩的方式增加肩頸部位的柔軟度，不但可以美化身材的線條，也可以紓解心情。心理學上也稱僵硬的頸部，源於不願妥協的頑固與執著，若換個角度從不同的觀點去觀察，退一步想，放下執著，也許更能讓身心靈海闊天空，自在飛翔。

關於肩頸

肩頸不健康可能造成的問題：
● 肩頸肌肉緊繃
● 頭痛
● 手臂酸疼
● 脖子僵硬
● 失眠

肩頸與情緒反應：
　　固執、慣從單一角度處理事情或問題、缺乏彈性，及對外在環境的適應能力都可能造成肩頸的酸痛及僵硬，因為您

無時無刻都處在備戰的狀況，身體當然沒有辦法放鬆，試著
學習如何讓自己在大環境中伸縮自如，從多面向的角度處理
事情及問題，學習放下，靜心體會自己曾經擁有的經驗是充
滿喜悅及充滿愛的，肩頸的問題自然可以迎刃而解。

肩頸紓壓的好處：
● 促進血液循環、減少疼痛
● 舒緩肌肉
● 減輕頭痛
● 釋放壓力，不再失眠

肩頸紓壓常用穴道：

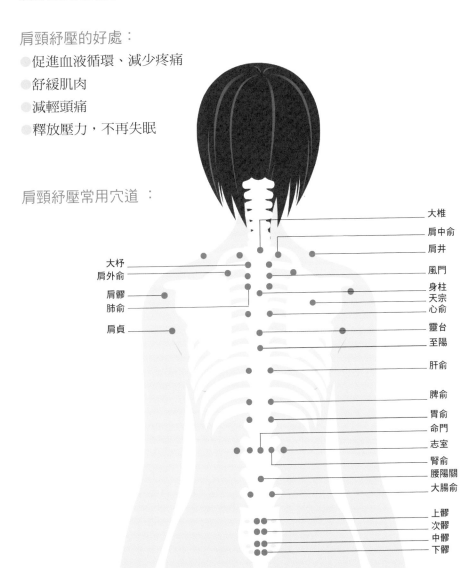

大杼
肩外俞

肩髃
肺俞

肩貞

大椎
肩中俞
肩井

風門

身柱
天宗
心俞

靈台
至陽

肝俞

脾俞

胃俞

命門

志室

腎俞
腰陽關
大腸俞

上髎
次髎
中髎
下髎

肩頸紓壓經絡按摩

　　夢中情人的條件是要具備一個寬闊的肩膀可以依靠，俗話又說：「歡喜、哀愁一肩挑」，您就知道肩膀所承擔的偉大功業了，而許多人在承受壓力時會不自覺地將雙肩聳起，日積月累下來自然肩膀僵硬、酸痛，更造成血液及氧氣無法輸送到腦部，所以影響的不只是肩頸的不舒服而已，也可能造成精神不濟、注意力無法集中、臉部肌膚暗沉、缺乏彈性的後果，因此擁有一個輕鬆柔軟的肩膀，才能在工作及課業上拔得頭籌，而明亮動人的紅潤肌膚，更是讓您精神加倍，無往不利。說而做不如起而行，現在就動動手，做做肩頸的穴道按摩紓壓吧！

紓壓按摩前準備：

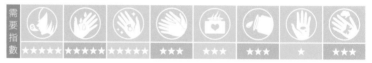

| 需要指數 | ★★★★★ | ★★★★★ | ★★★★★ | ★★★ | ★★★ | ★★★ | ★ | ★★★ |

說明：★★★★★為「一定要」、★★★為「可有可無」、★為「替代用品」

肩頸紓壓按摩之功用：

＊放鬆肩頸肌肉、釋放壓力

＊提神醒腦

＊促進血液循環

＊促進新陳代謝

＊舒緩緊繃

◆ 特別推薦給長時間使用電腦的上班族及心理壓力大的朋友們。

單人手法示範

▶頸部

1-1 單手以捏拿法由大椎穴往上捏拿至風池
　　穴。

1-2 捏拿三次。

一、若個人做此動作時，可將頸部微微後仰 15
　　度，此時頸部肌肉處於鬆弛狀態，會較利
　　於捏拿。

二、可以利用手指做捏拿，也可將掌根置於頸
　　椎一側，四指置於另一側，利用掌根力量
　　推擠捏拿，力道較均勻舒服。

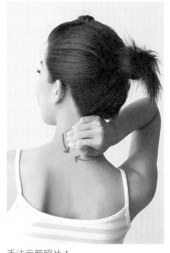

手法示範照片 1

2-1 以雙手拇指，指按風府穴與風池穴。

2-2 往上指按，力道為 1 → 2 → 3。

2-3 往上指按後停留 3 秒，並加以揉按。

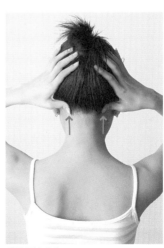

手法示範照片 2

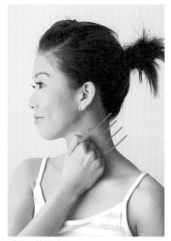

手法示範照片 3

3-1 左手握拳，以指推法沿著胸鎖乳突肌往下
　　輕推至鎖骨。

3-2 右手握拳，以指推法沿著胸鎖乳突肌往下
　　輕推至鎖骨。

3-3 左右輕推各重複六次。

胸鎖乳突肌 頸部最大最粗的一條肌肉，負責
頭頸各方向運動，左右各一條，從耳朵後面的那凸
凸的骨頭（稱為乳突）開始到前頸部的胸骨及鎖骨
處，用力把頭轉到一側，就可以看到或輕易摸到。

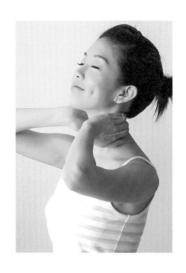

加強版 長期姿勢不良都會使得頸部肌肉總處於
收縮狀態，造成頸部酸痛、緊繃等問題，因此工作
一段時間後，不妨休息一下，做做以下伸展運動，
活動頸部肌肉。

1. 把頭往後傾，用雙手的手掌和手指，擠壓頸椎兩
　 側的肌肉。

2. 慢慢把頭往後傾，雙手力道往前推擠。

3. 伸展 10 秒，然後把頭伸直。

4. 重複三回。

此動作也可運用於左、右兩側，試試看囉！

💛 貼心小叮嚀：在日常生活中如何舒緩頸部壓力

1. 避免經常低頭，以免脖子背面的肌肉緊繃。若工作需要，請在工作
　 間隔中找時間運動或休息。

2. 使用電腦時，視線應與電腦螢幕保持水平。

3. 睡覺時，枕頭與頸部中間可以加毛巾捲枕著，以支持頸部。

4. 盡量不趴睡，趴睡不但傷背，也傷脖子。

5. 在寒冷的冬天戴圍巾或穿高領，以免加重脖子的僵硬及酸痛。

▶肩部

1-1 以右手捏拿左肩，從肩髎穴方向往肩井穴
　　移動。

1-2 重複六回。

1-3 於右肩重複相同動作。

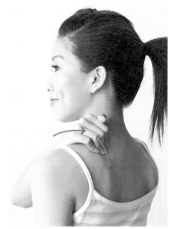

手法示範照片 1

2-1 雙手在胸前交叉，食指、中指與無名指三
　　指併攏，同時指按左、右肩胛上的上斜方
　　肌。

2-2 往下指按，力道為 1 → 2 → 3。

2-3 維持力道 3，停留 5 秒後放開。

2-4 重複六回

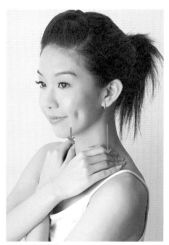

手法示範照片 2

斜方肌　　為上背範圍最大的淺層肌肉，呈菱形，
分成上、中、下，負責穩定、提起、縮回及旋轉肩
胛骨，因此姿勢不佳、壓力都會使其收縮，造成緊
繃。

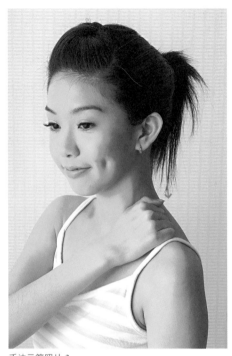

3-1 用左手半握拳，拳拍右肩膀。

3-2 拳拍六次。

3-3 於左肩重複相同動作。

手法示範照片 3

❤ 貼心小叮嚀：在日常生活中如何舒緩頸部壓力

1. 坐椅、鍵盤的高度要適當，如果感覺肩膀有不適的情形，就表示需
   要調整了。

2. 枕頭如果沒有彈性，要趕緊換掉，以免過硬的枕心造成肩膀不必要
   的牽扯。

3. 長時間開車時，最好準備一個靠枕，好讓肩膀得以放鬆。

4. 背包要輕便，不要造成肩膀過度的壓力。

5. 工作一段時間，一定要找個時間休息，變換姿勢或運動一下以放鬆
   筋骨。

雙人互動手法示範

▶頸部
準備姿勢：

坐姿：宜採靠背坐椅，被按摩者採跨坐，將頭枕於椅背上，
　　　按摩者則站於背後。

臥姿：被按摩者可採仰臥或俯臥，按摩者可以站、坐或跪於
　　　近頭頂處後側方。

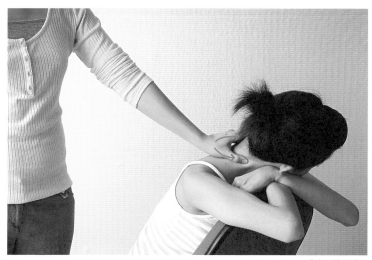

手法示範照片 1

1-1 以右手拇指，由大椎穴往上至風池穴，指按左邊頸椎側。

1-2 往內指按，力道為 1 → 2。

1-3 維持力道 2，停留 5 秒後放開。

1-4 重複三次。

1-5 於右邊頸椎側重複相同動作。

注意! 　做此動作須配合被按摩者之深呼吸，往內指按時為吐氣狀
態，放鬆力道時為吸氣狀態，如此才能達到深層放鬆效果。

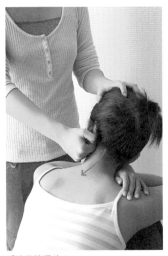

2-1 以右手四指指節，指推左邊頸椎側。

1-2 指推，力道為 1 → 2。

1-3 重複三次。

1-5 於右邊頸椎側重複相同動作。

手法示範照片 2

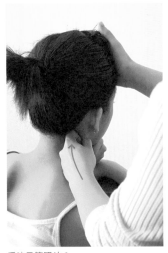

3-1 以雙手拇指，指推風府穴、風池等穴。

3-2 往上指推，力道為 1 → 2 → 3。

3-3 維持力道 3，停留 5 秒後放開。

3-4 重複六次。

手法示範照片 3

▶肩部

準備姿勢：

坐姿：利用靠背座椅，被按摩者跨坐，按摩者則站於背處。

1-1 以雙手捏拿肩膀之上斜方肌。

1-2 重複六次。

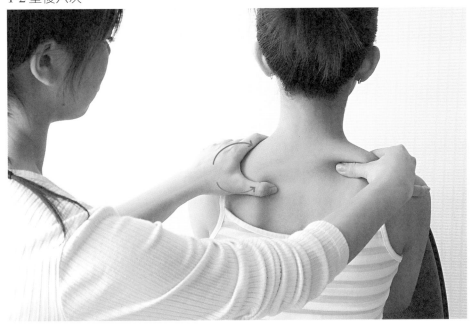

手法示範照片 1

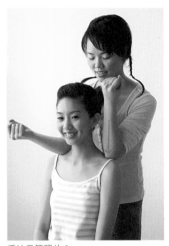

手法示範照片 2

2-1 以雙手手肘來回肘按肩井穴。

2-2 往下肘按，力道為 1 → 2。

2-3 重複六次。

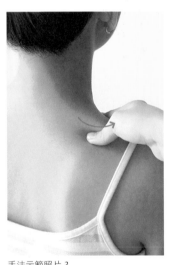

手法示範照片 3

3-1 以雙手拇指側邊，指滑肩中俞→肩外俞。

3-2 往外指滑，力道為 2 → 1。

3-3 重複六次

注意！ 因肩肩中俞→肩外俞都靠近肩胛骨，基於只按摩肌肉原則，故請注意其力道，碰到骨頭處不用力，以免造成被按摩者之不舒適。

❤ 貼心小叮嚀

＊ 紓壓過後，可用熱毛巾（38 ～ 42℃熱度）進行熱敷，加速其血液循環。

＊ 紓壓過後，可用紅外線熱療設備，以 30 ～ 50 公分之距離，使用 15 分鐘左右，加速血液循環。

輔助工具及其他居家用品之運用

輔助工具

ᗡ 傘柄：

運用洋傘的傘柄，代替肩頸部位的按摩手技，對著肩膀的肩
井、肩中俞……等穴道輕輕的敲擊，效果也很好。

ᗡ 吹風機或熱水淋浴：

運用吹風機的熱風或淋浴的熱水流動，具有舒緩肩頸肌肉緊
繃的效果。

ᗡ 煮熟微溫的雞蛋：

利用雞蛋圓滑的弧度在肩線上滑動，溫暖又舒服。

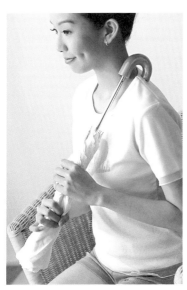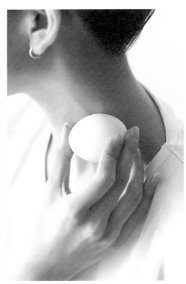

同樣的，如果在家居場合中，沒有適合的精油，可先於風府穴、風池穴、肩井穴、肩中俞、肩外俞等穴，擦上綠油精（或白花油、萬金油），促進血液循環，再進行按摩，也會有很好的舒緩效果。另外，像嬰兒油或身體乳液均可使用於按摩肩頸，其中嬰兒油有較好的延展性，方便按摩。

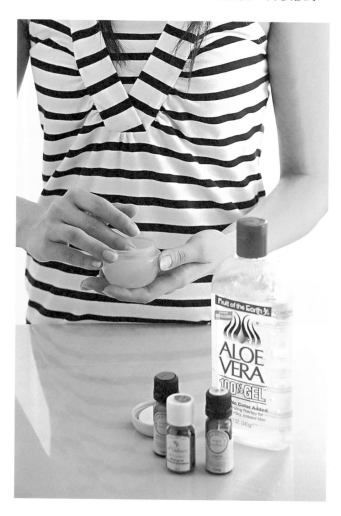

紓壓精油小品

月桂葡萄籽紓壓按摩油（10%）——紓壓解鬱

i.準備月桂精油 10 滴＋苦橙葉精油 8 滴＋檸檬馬鞭草精油 6 滴。

ii.將精油與 10c.c. 葡萄籽油及 2c.c. 荷荷芭油倒入小碟皿中混合
調和。

> **TIPS** 月桂精油含微甜的香料味，能有效舒緩肌肉疼痛；葡萄籽油不黏膩，
> 但有很好的潤滑作用；兩者是很好的肩頸按摩調和用油。

白珠蘆薈舒緩凝膠（10%）——活血解鬱

i.準備白珠樹精油 10 滴＋檸檬精油 8 滴＋苦橙葉精油 6 滴。

ii.將精油與 12C.C 蘆薈凝膠混合，調和之後即可使用。

> **TIPS** 蘆薈凝膠舒爽不油膩，白珠樹有撒隆巴斯的嗆辛味，但能有效暢通
> 血流，舒緩肩頸的僵硬緊繃。

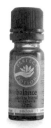

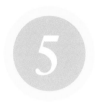

5 背部紓壓：舒活筋骨、活力再現

以醫學觀點分析，背部共為頸椎、胸椎、腰椎、尾椎，保護各重要器官，更為支撐人體全身之重要支架，而以經絡觀念，背部的督脈是人體的陽脈之海，是主理全身氣血循環。督脈如果受阻，會影響全身的循環，使身體處於不平衡狀態、氣血循環受阻、酸性物質等廢物無法及時排出體外，各種疼痛便會在背部表現出來。所以，其重要性不言而喻。抬頭挺胸，是精、氣、神充沛的表徵！無論是美麗又莊嚴的儀隊，還是鼓樂隊行進的表演，每每看到充滿朝氣活力又儀態英姿挺拔的演出，這些都源自於表演前的研習和磨練。儀隊新人磨練的第一步，就是貼牆站立，使背部五個貼點——頭、背、臀、小腿肚、腳跟，貼牆而站，久而久立無論走路或站立，都是背部挺直，儀態優雅。

「椅坐三分，不可駝背」，這些聽到不想再聽的叮嚀，除了讓我們養成儀態的美麗，更是為了身體健康。日常生活中，行、坐、臥等動作其實都和背部肌肉和脊椎有關，好好呵護背部，就是保健的第一步。

關於背部

背部不健康時可能造成的問題：
- 全身緊繃、不舒服
- 胸悶
- 腰部酸疼
- 駝背
- 脊椎側彎
- 偏頭痛
- 下肢水腫

背部與情緒反應：

　　有些人在生命的旅程中有時充滿了負面情緒，持續的焦
慮通常是背部脊椎不適的內因性問題，這時需靜下心，釐清
思緒，轉換思維，相信生命中的變化是必然的，您必須以正
向的思維迎接挑戰，生活也將充滿更多的情趣。

背部紓壓的好處：
● 促進血液循環、放鬆舒暢
● 舒緩肌肉、釋放緊繃感
● 減輕頭痛、輕盈自在
● 釋放壓力、輕解胸悶

背部紓壓常用穴道：

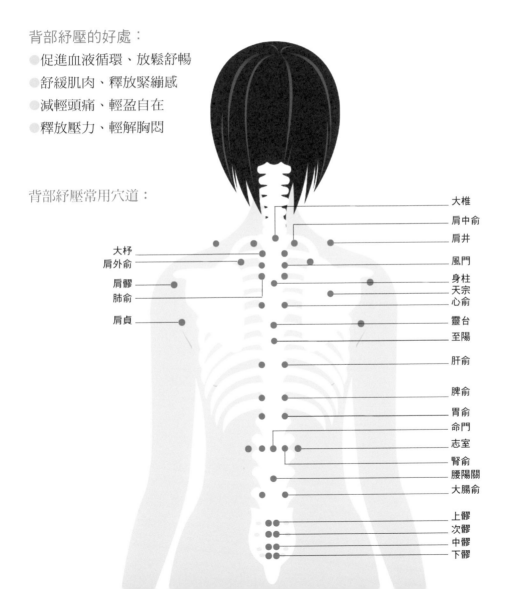

大杼
肩外俞

肩髃
肺俞

肩貞

大椎
肩中俞
肩井
風門
身柱
天宗
心俞
靈台
至陽
肝俞
脾俞
胃俞
命門
志室
腎俞
腰陽關
大腸俞
上髎
次髎
中髎
下髎

背部紓壓經絡按摩

　　若將背部分為上背及下背兩部分，上背牽涉肩頸痠痛的問題，而下背最常引發腰部酸疼，造成的原因很多，除了是醫學上的背闊肌的肌膜發炎……等等因素外、也可能是姿勢不良、勞動性工作或壓力等都會造成常有「腰酸背痛」的抱怨，排除肌膜發炎等病理因素外，日常生活中多按摩、拍拍背，找對穴道按摩，舒緩肌肉疲勞，促進血液循環，都能漸漸改善不舒服的感覺，趕快跟著做，健康人生跟著來。

紓壓按摩前準備：

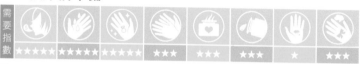

說明：★★★★★為「一定要」、★★★為「可有可無」、★為「替代用品」

背部紓壓按摩之功用：

＊放鬆背部肌肉、釋放壓力
＊促進血液循環、舒暢自在
＊促進新陳代謝、有效排毒
＊舒緩肌肉緊繃、柔軟有彈性

◆ 特別推薦給需久站、久坐或伏案工作者。

單人手法示範

1-1 利用掌拍法拍打大椎穴。

1-2 重複拍打六次。

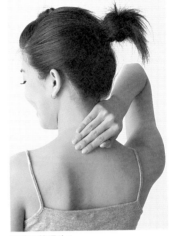

手法示範照片 1

2-1 雙手握拳，利用拳拍法，由身柱穴→靈台
穴→腎俞→氣海俞→大腸俞→八髎穴。

2-2 重複拍打六次。

注意! 因為拳拍法，故須注意其力道，不需過
重。

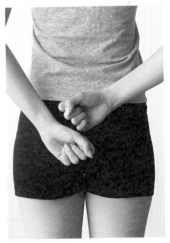

手法示範照片 2

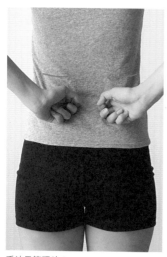

手法示範照片 3

3-1 雙手握拳，以中指指節指按脾俞、胃俞、
　　 腎俞左右各 3 點。

3-2 往內指按，力道為 1 → 2 → 3。

3-3 維持 3 的力道，停留 5 秒後放開。

3-4 重複六次。

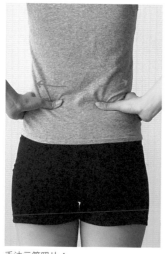

手法示範照片 4

4-1 雙手四指併攏叉腰，由脾俞往腰際處移
　　 動，撥動背闊肌。

4-2 雙手四指併攏叉腰，由胃俞往腰際處移
　　 動，撥動背闊肌。

4-3 雙手四指併攏叉腰，由腎俞往腰際處移
　　 動，撥動背闊肌。

4-4 每個部位各撥動三次。

背闊肌

是覆蓋下背部及中背部的主要肌肉，由脊椎與骨盆
部位伸展出連接上臂部，背闊肌能使上臂向下擺動
並使肩膀轉動。若長期姿勢不正確，會使背闊肌肉
處於用力僵直狀態，是腰酸背痛的原因之一。

加強版

把握片刻的休息時間，做做伸展運動，是放鬆背部
肌肉的好妙方。

1-1 雙手握拳，抬拳於肩同高，吸氣時肩和肘同時
　　往後拉。

1-2 用力挺胸 2 秒鐘，然後慢慢吐氣。

1-3 重複六次。

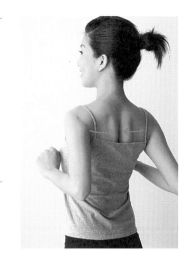

❤ 貼心小叮嚀：在日常生活中如何舒緩背部壓力

1. 正確的站姿：身體重心應經耳垂、肩膀、膝關節落於外足踝前方，
　 切勿彎腰駝背。不要站太久，若需長久站立時，可用兩腳輪流站，
　 或將臀部靠在桌沿。

2. 絕對不要彎著腰做事情，若需彎腰時，最好也將膝關節彎起來，比
　 方在刷牙或打噴嚏時，最好能將膝蓋稍微打彎。

3. 攜帶物品時，應盡量靠近身體，並拿在腰的高度，不要一次拿太多
　 物品，或拿得離身體太遠。

4. 拿取高處物品時，不要墊腳尖拿，應用椅子墊高。

雙人互動手法示範

準備姿勢：

坐姿：宜採靠背坐椅，被按摩者採跨坐，將額
　　　頭枕於椅背上，按摩者則站於背後。

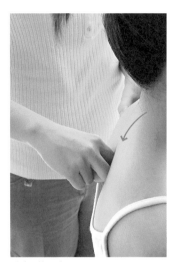

1-1 單手握拳，利用指節拳推疏通督脈至八5
　　 位置，可加強揉推。

1-2 拳推力道往下為 1 → 2。

1-3 重複六回。

手法示範照片 1

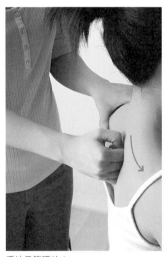

2-1 右手握拳，利用指節由脊柱向外拳推右側
　　 膀胱經。

2-2 拳推力道往外為 1 → 2。

2-3 重複六回。

2-4 於左邊重複相同動作。

手法示範照片 2

3-1 雙手往後勾住被按摩者之手肘
　　處，單腳抬至椅上，並將膝蓋
　　置於上背督脈，雙手往後拉手
　　臂的同時，膝蓋往前頂住，利
　　用此擴胸動作運動中、下斜方
　　肌及背闊肌。

3-2 重複六次。

注意！ 做此動作須配合被按摩者
之深呼吸，膝蓋往前頂時為吐氣狀
態，放鬆力道時為吸氣狀態，如此
才能使肌肉放鬆，不致使被按摩者
感覺疼痛。

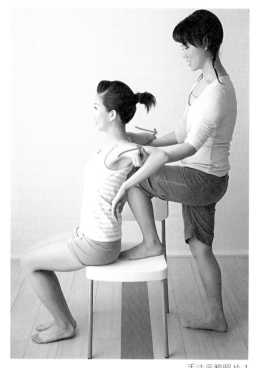

手法示範照片 3

💛 貼心小叮嚀

＊因脊柱敏感脆弱，請勿直接按摩脊柱，以兩旁肌
　肉筋膜為主。

＊紓壓按摩過後，可用紅外線熱療設備以 30 ～ 50
　公分之距離，使用 15 分鐘左右，能有效促進血
　液循環。

紓壓按摩自己動手做

109

背部紓壓

輔助工具及其他家居用品之運用

輔助工具：

つ **粗麻或粗棉手套：**

一般的粗麻或粗棉手套，可以增加與體表的接觸面，洗澡時可沾濕使用，順著脊椎由上而下輕輕順擦直至八髎穴，可以輕鬆代替手技按摩。

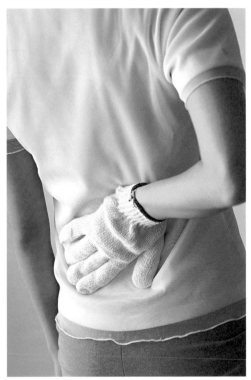

✌ 你也可以這樣做

家居時，可以於重要穴點，如肺俞、膏肓、腎俞、氣海俞等穴點，先擦上綠油精、白花油或萬金油，先舒緩其不適，再進行按摩；另外像嬰兒油、身體乳液都可做為按摩的介質，以方便推滑的動作。

紓壓精油小品

月桂杏仁背部紓壓按摩油（10%）

i. 準備月桂精油 12 滴＋安息香精油 6 滴＋薑精油 6 滴。

ii. 將前述精油與 12C.C. 甜杏仁油混合調和。

> **TIPS** 甜杏仁含豐富脂肪酸，有很好得的滋潤效果，融合此複方精油能舒解
> 鬱悶、消除疲勞、放鬆肌肉；月桂精油是心靈上的威而鋼，能袪除焦慮與
> 恐懼；薑和安息香都是暖性精油，可以有效舒緩柔化僵硬的肌肉，同時也
> 能激發內在的潛能，迎接挑戰。

迷迭香背部紓壓浴鹽（8%）

i. 準備絲柏精油 2c.c.（40 滴）＋沉香醇百里香精油 3c.c（60 滴）
＋迷迭香精油 3c.c.（60 滴）。

ii. 將市面販售之海鹽 100g 加入寬口瓶內，加入上述精油調勻，
即可放置備用。

iii. 使用時，將瓶裝的浴鹽取 1 ～ 2 大匙倒入溫熱水中即可。

> **TIPS** 迷迭香精油能有效舒解肌肉緊
> 繃，而沉香醇百里香和絲柏精油可
> 以激勵神經系統，提振情緒，增進
> 活力。

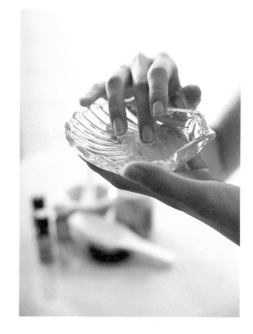

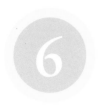

胸部紓壓：健胸緊實、元氣充足

　　抬頭挺胸，表現十足自信，但若長時間的伏案工作，加上工作中的焦慮和專注的緊繃感，日積月累的疲憊都會影響到心、肺的循環運作，而使身體能量漸減，心情鬱悶，造成生活上的不順心、不愉快。另外，很多女性朋友也常因胸部尺寸而影響其自信，卻疏忽了大小不是重點，健康緊實才更需要費心呵護。所以適時的做好胸部紓壓，不僅能讓你每天心情舒暢，更能讓你對抗地心引力，做好胸部保養，一舉兩得，何樂而不為呢？

關於胸部

胸部不健康可能造成的問題：
● 胸悶不適
● 胸部外擴
● 胸部下垂
● 胸部尺寸左右不對稱
● 副乳

胸部與情緒反應：
　　呼吸的不順暢，有時也反應了內心的恐懼或是壓力，往往有重大事故發生，或者生活中超出負荷的事情必須處理，甚至無法處理時，就可能發生呼吸不順、喘不過氣和胸悶的情況。

　　此時，若換個新的思維模式和知心好友分享心情，經常告訴自己從容地接受生命安排與生活的挑戰，在擁有美好一

切的意念以外，配合紓壓手技實質的犒賞自己，持之以恆，
一定能夠元氣充沛，任何煩惱都將能迎刃而解。

胸部紓壓的好處：
●促進血液循環、協調體內機能
●創造完美胸型、魅力自信
●心情開朗、元氣充足

胸部紓壓常用穴道：

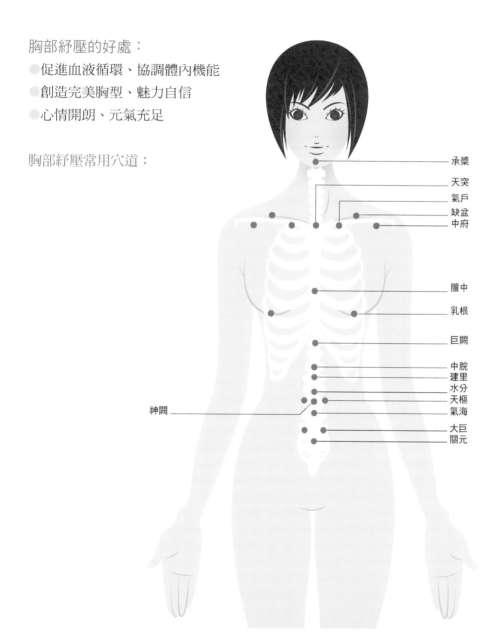

承漿
天突
氣戶
缺盆
中府

膻中
乳根

巨闕

中脘
建里
水分
天樞
氣海
大巨
關元

神闕

胸部紓壓經絡按摩

　　面臨緊張的狀況時，每個人的習慣動作都是「深呼吸」，在深深吸一口氣、緩緩吐氣的當下，調整自己的思緒能提升體內應變的能量。同樣地，胸部舒展手技可以在操作的同時緩和呼吸，減化鬱積的壓力，同時也能活化淋巴系統，有效淨化體內機能。

紓壓按摩前準備：

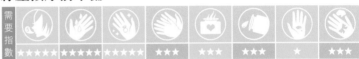

說明：★★★★★為「一定要」、★★★為「可有可無」、★為「替代用品」

胸部紓壓按摩之功用：

＊放鬆胸部肌肉、釋放壓力

＊促進血液循環、協調體內機能

＊促進新陳代謝、淨化心靈

＊創造完美胸型、魅力自信

＊心情開朗、元氣充足

◆ 特別推薦給長時間伏案工作及需要緊實胸肌者。

單人手法示範

1-1 雙手五指微張，以四指指推胸部肋間，由
　　 胸部中央往外側推滑。

1-2 往外指推，力道為 2 → 1。

1-3 重複六次。

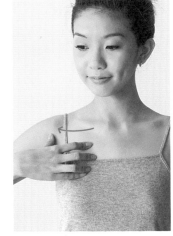

手法示範照片 1

2-1 右手由中央往右側捏拿胸大肌。

2-2 重複六次。

2-3 於左邊重複相同動作。

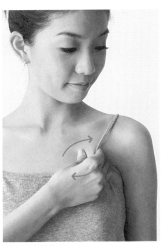

手法示範照片 2

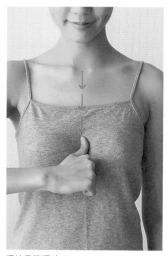

3-1 以右手拇指側邊，從天突穴下方指推至膻中穴處。

3-2 往下指推，力道為 1 → 2。

3-3 維持 2 的力道停留畫圈，指按 5 秒後離開。

3-4 重複六次。

手法示範照片 3

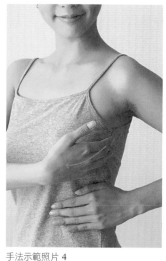

4-1 雙手以掌拍法交互沿著左胸線外側由外往內、由下往上拍打。

4-2 重複六次。

4-3 於右邊重複相同動作。

手法示範照片 4

加強版 配合呼吸伸展，可讓你常保開朗心情並能預防胸部下垂，試試看囉！

1-1 雙手胸前合十，手肘平舉往上抬至頭頂伸展停留3秒回原位，持之以恆，可以緊實胸部肌肉（手臂往上抬時吐氣，放鬆時吸氣）。

1-2 重複六次。

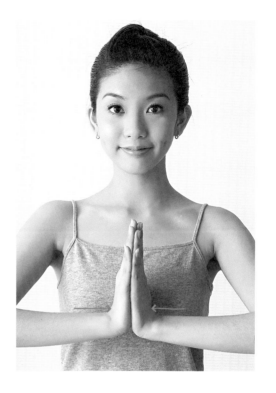

TIPS

＊ 可利用洗澡時好好按摩胸部，並輔以蓮蓬頭水柱，效果更佳。

＊ 女性朋友不妨多花時間了解自己的胸型，並選擇合適、舒服的內衣，可防止下垂、外擴及副乳。

輔助工具及其他家居用品之運用

輔助工具
裝滿水的寶特瓶：
⊃可以使用一般寶特瓶瓶裝水，便利商店和超市都有販售，
容量約 500c.c ～ 600c.c；其他果汁飲料瓶也可以。
可以用這種水瓶來取代健身用啞鈴，做胸部肌肉的伸展運
動。

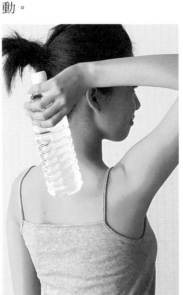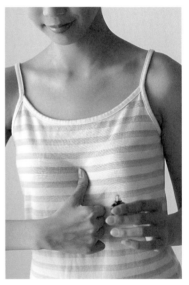

✌ 你也可以這樣做

精油可藉由吸聞的嗅覺傳導傳至大腦皮質，調理自律神經、舒緩情
緒，天然的精油芳香分子可藉由擴香、泡澡、按摩來淨化身、心、
靈。但若沒有適合的精油時，建議也可使用綠油精、萬金油、白花
油……等按摩膻中穴，可讓悶悶的胸口瞬間得到釋放；此外，也可
搭配嬰兒油、身體乳液或健胸霜定期按摩胸部，以達緊實胸部的效
果。

紓壓精油小品

健胸按摩油（5%）──舒解煩悶、元氣充足
i. 準備綠花白千層精油 6 滴＋依蘭精油 4 滴＋洋茴香精油 2 滴。
ii. 將前述精油與 10c.c. 葡萄籽油及 2c.c. 甜杏仁油調勻即可。

> **TIPS** 綠花白千層精油可以舒暢呼吸，平息焦慮的氣氛；依蘭精油可以解放
> 不安的情緒，恢復活力；洋茴香精油可以補充元氣，放鬆心情。調和葡萄
> 籽油，清爽不油膩，以及甜杏仁油含有豐富不飽和脂肪酸，有效滋潤膚
> 質，取少量在掌心，搓揉溫熱後，按摩即可。

杜松檸檬香薰法──淨化氣場、提神解勞
i. 準備杜松漿果精油 2 滴＋尤加利精油 2 滴＋
   檸檬精油 2 滴。
ii. 將前述精油混合後，滴入薰香瓶（或負離子
    擴香儀），可以有效淨化空氣，清新舒暢。

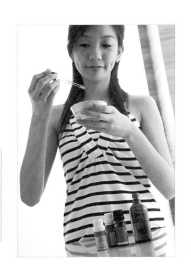

> **TIPS** 檸檬為芸香科植物，和杜松漿果及尤加利精油一
> 起調和香薰使用，彷彿瞬間走入森林浴，充滿芬多精
> 的感覺。
> 清新的氣場會使腦筋煥然一新，並能注入新思維、新
> 膽識，迎接新的挑戰。

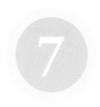

腹部紓壓：窈窕塑腰、排毒健身

俗話說：「心寬體胖」，表示無事掛心、擔憂，食慾大增而造成身材的肥胖，偶爾逞口腹之慾並無大礙，但肚大真的健康嗎？肚大會不會引起身體的各種疾病呢？相信您一定知道，腰圍尺寸的增加會造成各種心血管疾病及慢性病的指數也跟著上升，所以維持健康的基本原則就是維持腰圍的尺寸。

有人說；法國的女性沒有中年，除了享地利之便，讓法國的女性在服裝、造型及打扮上高人一等外，在法國幾乎看不到胖子。許多人也有這樣的經驗，穿上美麗的衣服後，總希望腹部能夠更平坦一些，才能顯出身材之曼妙，或顯得英俊挺拔；電影〈飄〉裡面的女主角郝思嘉不也為了達到22吋的小蠻腰，使勁吃奶的力氣憋氣，還硬叫保姆將束腹拉得更緊一些。所以擁有結實又有彈性的腹肌，甩掉多餘的脂肪以健康和美學的觀點來看是刻不容緩的。

腹部主消化系統，是分解、消化及運送養分至全身的主要部位，腹部功能不順暢，除了引起消化系統方面的問題外，也會引起便秘及腹瀉等問題。小孩發燒，老阿媽最關心的是有無排便，若有排便表示腹毒會排出，燒就會慢慢退，所以就醫學上來說，保持腹部腸道的暢通可以紓解許多腹部的問題。

就能量來說，人體的七大氣輪中，就有兩輪——太陽神經叢輪及臍輪分布在腹部，所以腹部也可說是身體能量的中心，也就是氣的集中地。氣能暢通無阻，身體自然健康沒有病痛，所以為了窈窕美麗、排毒健身，腹部紓壓是一定要的。

關於腹部

腹部不健康時可能造成的問題：
- 小腹凸起、腹肌鬆垮
- 肥胖、體態臃腫
- 消化不良、漲氣、噁心
- 便秘、神情鬱卒
- 下巴易長痘痘，肌膚粗糙

腹部與情緒反應：

　　反應到腹部的問題則可能是希望保有滋養自己的空間，對於外來新的事物產生恐懼、害怕，無法消化吸收新事物，和現有社會的價值觀產生矛盾的結果。

　　建議您放慢腳步，欣賞世界的美，從容地體會生命所帶來的驚奇，相信世界也會因您的改變而有所不同！

腹部紓壓的好處：
- 緊緻小腹、腹肌結實
- 增強消化功能、淨化排毒
- 增加肌膚光采、神清氣爽
- 身材窈窕

腹部紓壓常用穴道：

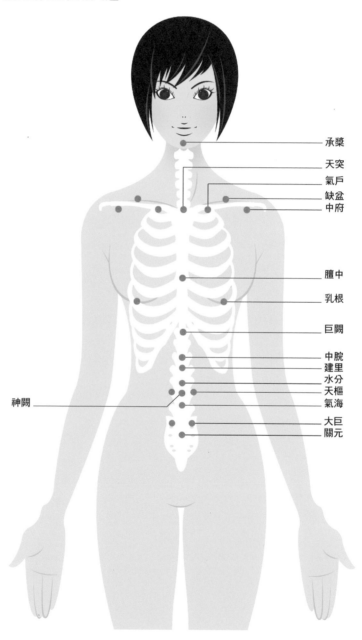

承漿

天突
氣戶
缺盆
中府

膻中
乳根

巨闕

中脘
建里
水分
天樞
氣海

大巨
關元

神闕

腹部紓壓經絡按摩

　　現代人常常為了爭取時間，吃東西時無法細嚼慢嚥，通常是囫圇吞棗，食不知味，甚至需要一邊工作一邊吃飯，以爭取更多的時間，長久下來便會造成消化系統的毛病，如：消化不良、便秘或胃潰瘍；且長時間坐在辦公桌及書桌前，活動量不夠而造成脂肪堆積，形成鮪魚肚，不只影響美觀，更是健康的最大殺手。

　　提醒您，健康美麗不能靠別人，工作時別忘記利用時間站起來活動活動筋骨，愛自己就為自己按摩一下腹部，成為小蠻腰健康美女不再是夢想，持之以恆，一定辦得到。

紓壓按摩前準備：

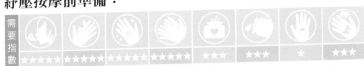

説明：★★★★★為「一定要」、★★★為「可有可無」、★為「替代用品」

腹部紓壓按摩之功用：

※ 促進血液循環、輕盈體態
※ 促進新陳代謝、預防贅肉
※ 排除多餘水分、消除水腫
※ 舒緩緊繃、柔軟有彈性
※ 促進消化、淨化排毒
※ 消除脂肪、防止體形鬆垮

◆ 特別推薦給消化功能差、或想瘦身者。

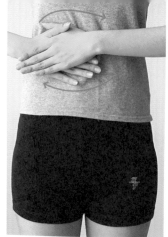

手法示範照片 1

單人手法示範

1-1 雙手交疊，四指以指推法，依順時針方向
　　連續經中脘、天樞、關元等穴，畫圓指推
　　腹部。

1-2 畫圓指推，力道為 1 → 2。

1-3 重複六次。

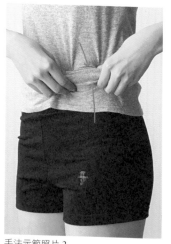

手法示範照片 2

2-1 雙手拇指與食指交替捏拿腹部。

2-2 有節奏的抓起與鬆開該處的肌肉。

2-3 重複六次。

手法示範照片 3

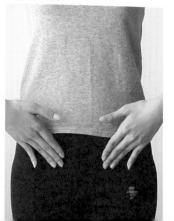

3-1 食指、中指和無名指抵住側腹部，以指推
　　法由斜上方往下指推。

3-2 往下指推，力道為 1 → 2。

3-3 重複六次。

雙人互動手法示範

準備姿勢：

臥姿：被按摩者宜採仰臥，按摩者可以站或
　　　跪於身側處。

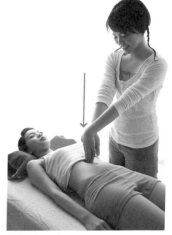

1-1 單手四指與腹部呈九十度垂直，以肚臍為
　　　中心，往上指按中脘穴、水分穴，往旁指
　　　按左右天樞穴，往下指按氣海穴及關元穴。
1-2 往下指按，力道為 1 → 2 → 3。
1-3 重複三次。

手法示範照片 1

注意!　做此動作須配合被按摩者之深呼吸，往下
指按時為吐氣狀態，放鬆力道時為吸氣狀態，如此
才能使肌肉放鬆，達到深層效果。

2-1 雙手掌同時，由下腹部開始，以掌推法經
　　　肚臍往腰兩側滑下，再回至下腹部。
2-2 往上掌推，力道為 1 → 2 → 1；下滑時，
　　　手掌服貼於皮膚不用力。
2-3 重複六次。

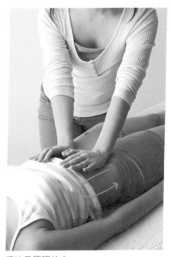

手法示範照片 2

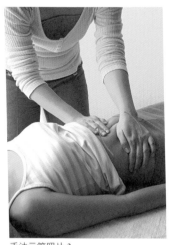
手法示範照片 3

3-1 雙手交替，以掌推法來回長推兩側腰際。

3-2 左右掌推，力道為 1 → 2。

3-3 重複六次。

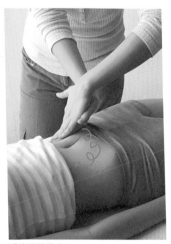
手法示範照片 4

4-1 單手四指併攏，與腹部呈九十度垂直，順時針以小螺旋狀由肚臍周圍開始畫圈。

4-2 往下指推，力道為 1 → 2。

4-3 重複三次。

❤ 貼心小叮嚀

＊應於空腹或飯後半小時之後才可進行腹部按摩，按摩完約半小時之後再進食，以免造成消化不良。

＊孕婦及女性生理期間不要按摩腹部。

＊可於按摩後以熱毛巾或熱敷袋熱敷腹部，更能加強血液循環。

輔助工具及其他家居用品之運用

輔助工具

⊃ **暖暖包：**

將熱敷包敷在肚臍旁，活絡腹部的血液循環。

⊃ **按摩梳：**

依順時針方向輕輕地刮梳腹部，以按摩梳代替手部按摩，省
力又有效。

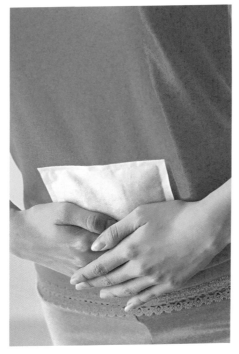

✌ 你也可以這樣做

家居時，如果沒有適合的精油，可於中脘、關元等穴道擦上綠油精、
萬金油或白花油等，促進血液循環；此外，按摩時也可利用嬰兒油、
身體乳液做為按摩時的潤滑劑。

紓壓精油小品

杏桃仁杜松瘦腰按摩油（3%）

i. 準備絲柏精油 3 滴＋杜松漿果精油 2 滴＋葡萄柚精油 1 滴。

ii. 將精油倒入 10c.c. 葡萄籽油或杏桃仁油的基底油內混合均勻，即可使用。

iii. 取適量，利用前面所示範的按摩手技來按摩腹部。

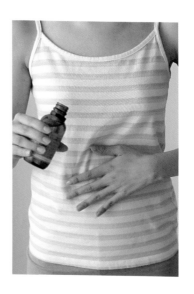

TIPS 腹部按摩油的濃度 2.5～3% 均可，三種精油調配比例也可依個人喜好改變，持之以恒，可以強化排除體內多餘的水分、提高新陳代謝，增進腹部肌肉緊實。

葡萄柚天然鹽沐浴 SPA（8%）

i. 準備檸檬香茅精油 3c.c（60 滴）＋野馬鬱蘭精油 3c.c（60 滴）＋葡萄柚精油 2c.c（40 滴）。

ii. 將海鹽 100g 加入寬口瓶內，與上述精油混合，輕輕搖勻即可。

iii. 使用時，於浴缸中放熱水（水溫約 38℃～ 42℃為最佳），加入浴鹽 1～ 2 大匙泡澡。

TIPS 水是天然的清潔、保濕、按摩等多功能且廉價的美容保養聖品，海鹽含豐富礦物質及微量元素，泡澡使用可以加速推動身體內的循環，消除水分滯留，輕盈體態，以及提升免疫力的保健良方。

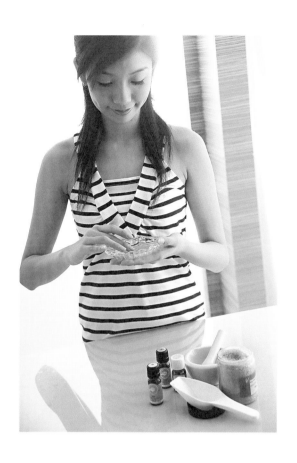

❤ 貼心小叮嚀

屬於柑橘類的精油，使用後避免陽光照射，製作的量較多時，可以放
到深色玻璃容器中保存，但建議於一個月內用完。

手部紓壓：保健手部、纖細柔美

　　手背的皮脂腺分布較少，且又常長時間暴露在空氣中，水分容易流失，肌膚就乾燥、缺乏光澤與彈性。但手卻又佔社交生活中的一大部分，見面打招呼時要握手，交換名片時要用手遞交名片，說再見時要揮手；形容社交名媛則說：「舉手投足之間，盡皆展現不同的風情。」由此可見手的重要性。

　　護手霜或鑽石飾品的廣告中，總會出現一雙細緻、平滑的雙手，讓人羨慕十隻手指的纖細、勻稱及健康有彈性的肌膚，雖然羨慕模特兒的纖纖玉指，但保養時卻總是忘記雙手的存在，任她風吹日曬，那也就不驚訝雙手為什麼容易透露出年齡，甚至超齡。

　　指甲的健康及乾淨與否也是美麗玉手的一部分。指甲會透露出身體或精神狀況的小祕密，如指甲面產生直紋，有可能是精神過於勞累或睡眠不足，若產生白點則可能是缺乏鐵、鈣，或是睡眠不足，所以美化手部也不要忘記指甲喔！

　　通過手的經脈就有六條之多，手三陰包含心經、心包經及肺經；手三陽則包括大腸經、三焦經和小腸經，且擁有許多穴點，多多按摩手部不但可以促進手部的血液循環，增加含氧量，幫助肌膚回復健康本色，更可進一步達到保健的目的，且完全不受時空、地點的限制，讓我們細心呵護，一起為拯救玉手努力。

關於手部

手部不健康時可能造成的問題：
● 手指關節僵硬
● 手臂肌肉緊繃
● 膚色暗沉、斑點
● 手部粗糙、乾裂

手部與情緒反應：
　　我們利用手來接收、給予，也用手來撫摸感覺一切。當觸覺發生問題時，可能拒人於千里之外。不喜歡和別人做肢體上的接觸，以孩童來說，甚至會影響學習狀況，造成學習障礙。呵護健康的手足，保持敏銳的觸覺，可以讓我們以歡喜、好奇及開放的心胸來處理及面對生活中多變的環境，盡可能向浩瀚的宇宙，深情探索豐富的生命之旅。

手部紓壓的好處：
● 釋放壓力，減緩肩頸痠痛
● 減少酸麻、靈活指關節
● 圓潤潔白的纖纖雙手

手臂 / 手指紓壓常用穴道：

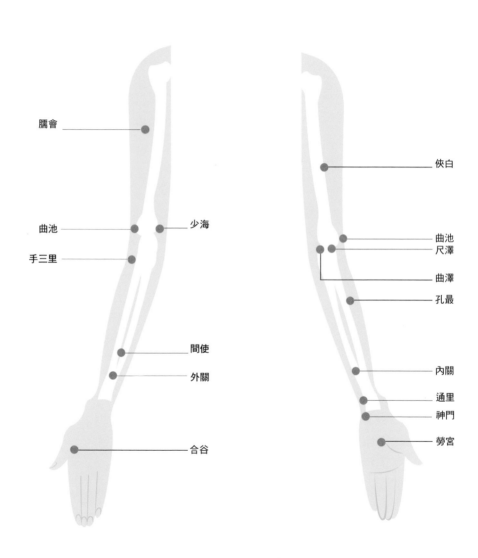

臑會

俠白

曲池　　　　少海

曲池
尺澤

手三里

曲澤

孔最

間使

外關

內關

通里
神門

合谷

勞宮

紓壓按摩 DIY

手部紓壓經絡按摩

　　您知道全身各部位工作超時的是哪個部位嗎？沒錯，就是手。我們說：「雙手萬能；沒有手萬萬不能。」不就把手的功能詮釋的惟妙惟肖嗎？對某些人來說，手更是他們依靠吃飯的好夥伴，如；電腦工程師、資料輸入人員、技工⋯⋯等，怎能不好好保護雙手，維持手的柔軟度及靈巧度呢？

　　手部肌膚是超齡演出的最佳女主角，許多人擁有天使般的臉孔，卻有歐巴桑的雙手，這可不是開玩笑的喔！關心一下您時時使用的雙手，為她按摩一下，您會發現原來手可以是這麼柔軟及輕巧的。

紓壓按摩前準備：

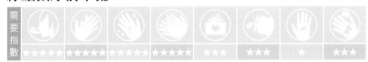

說明：★★★★★為「一定要」、★★★為「可有可無」、★為「替代用品」

手部紓壓按摩之功用：

＊促進血液循環、靈活指關節
＊舒緩手部勞動帶來的疼動
＊減少手部細紋及乾燥
＊恢復白皙、美麗膚色

◆ 特別推薦給電腦族、汽車駕駛及操勞家事⋯⋯等常用雙手工作者。

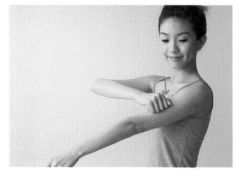
手法示範照片 1

單人手法示範

1-1 左手自然放鬆伸直。

1-2 利用右手拇指指按左手臂內側天泉、
　　俠白、曲澤、孔最、間使、通里等穴。

1-3 再指按手臂外側臑會、小海、曲池、
　　手三里、外關、合谷等穴。

1-4 往下指按，力道 1 → 2 → 3。

1-5 維持力道 3 進行畫圈，指按 5 秒後離開。

1-6 重複三次。

1-7 於右手臂重複相同動作。

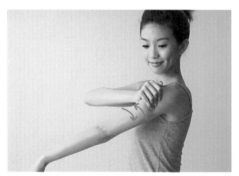
手法示範照片 2

2-1 用右手手指及掌根捏拿左上、下臂之手
　　三陽、手三陰經脈。

2-2 重複六次。

2-3 於右上、下臂重複相同動作。

手法示範照片 3

3-1 右手握拳，以拳拍法拍打左上、下臂之
　　手三陽、手三陰經脈。

3-2 重複三次。

3-3 於右上、下臂重複相同動作。

4-1 用右手指依序輕輕畫圈指按左手的每
　　根手指直到指尖。

4-2 畫圈指按，力道為 1 → 2，於指尖處
　　加重指按力道至 3 並停留 5 秒。

4-3 重複二次。

4-4 於右手手指重複相同動作。

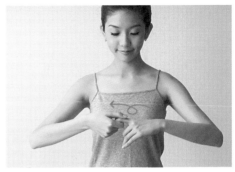

手法示範照片 4

舒緩手部壓力加強版

讓時常彎曲工作的手部能趁此機會伸展，可
減輕疲勞感喔！

1-1 兩隻手往前伸直，手臂肌肉伸展放鬆。

1-2 手指往上。

1-3 雙手手臂往內側畫圈。

1-4 重複六次。

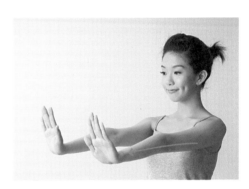

❤ 在日常生活中如何美化手部

手部的肌膚幾乎沒有任何皮脂腺，因此缺乏天然的潤澤保護，所以手
部的問題大多集中在乾燥問題，且因手部長期曝露在接觸清潔劑、紫
外線等刺激，所以老化現象較早發生，如粗糙、乾燥、脫皮、斑點等。

1. 開車時記得做好手部的防曬或加戴手套。

2. 洗手後、入睡前，隨時擦上護手霜。也可使用去角質及保濕敷膜等
　　做加強護理。

3. 上指甲油前可先使用護甲油隔離，同時也可鮮活色彩。但卸除指甲
　　油時，則務必要使用具保養成份的去光水，以免二度傷害。

雙人互動手法示範

準備姿勢：

坐姿：宜採靠背坐椅，被按摩者放鬆坐姿，按
　　　摩者則站於身側或前面。

臥姿：被按摩者可採仰臥或俯臥，按摩者可以
　　　站或跪於身側處。

1-1 右手拇指以指按法，畫圈指按由左上手臂
　　外側按摩至手腕關節處。

1-2 再畫圈指按，由左上手臂內側按摩至手腕
　　關節處。

1-3 畫圈指按，力道為 1 → 2 → 3。

1-4 於右手臂內、外側重複相同動作。

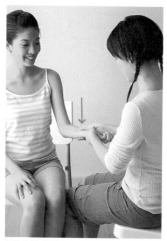

手法示範照片 1

2-1 雙手緊扣被按摩者之左手腕處，輕輕地
　　上、下抖動被按摩者整條左手臂。

2-2 重複六次。

2-3 於右手臂重複相同手法。

注意!　此方式需要技摩雙方都採最放鬆狀態，才
能使抖動幅度加大，增加效果。

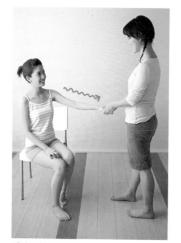

手法示範照片 2

3-1 將被按摩者之左手肘彎曲舉高過頭頂，左
　　 手指則置於肩胛骨處，按摩者一手固定按
　　 摩者之手腕，一手則將手肘往後使力。

3-2 重複六次。

3-3 於右手重複相同動作。

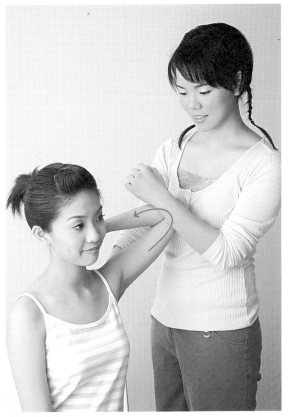

手法示範照片 3

注意！ 做此動作須配合被按摩者之深呼吸，手肘
往後使力時為吐氣狀態，放鬆力道時為吸氣狀態，
如此才能使肌肉放鬆，達到深層效果。

輔助工具及其他家居用品之運用

輔助工具

⊃ 乒乓球：雙手摩擦乒乓球生熱，利用所產生的熱氣，將乒乓球放在在掌心，刺激勞宮穴，使雙手靈活，氣血循環更佳；其他表面圓滑的小球也可放在掌心捏揉，增加手指的局部運動。

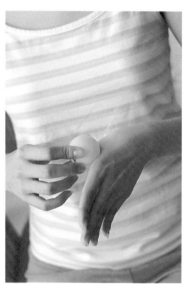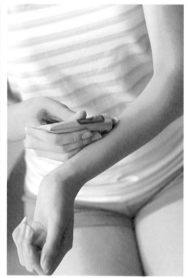

✌ 你也可以這樣做

身體乳液或護手霜都可做為很好的按摩潤滑劑，尤其在手掌背側隨時補充護手霜，對於手掌、手背的保養也不可忽視；但不建議使用嬰兒油或凡士林之類的用品，會太過油膩。

紓壓精油小品

萊姆葡萄籽手部按摩油（3%）

i. 準備檸檬精油 3 滴＋零陵香豆精油 1
滴＋萊姆精油 2 滴。

ii. 將精油加入 8 c.c. 葡萄籽油及 2c.c 甜
杏仁油的基底油中混合均勻，即可使
用。

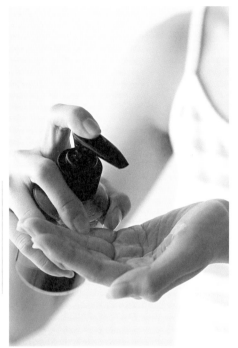

> **TIPS** 純天然檸檬精油和萊姆精油可以淨化美
> 白，零陵香豆能安定心神、暢通血流，使手
> 部溫熱，融合甜杏仁油按摩，手部肌膚柔滑
> 豐潤，取少量放於手上，再加以推揉按摩，
> 特別加強於手背使用，睡前使用建議套上棉
> 手套，效果更佳。

檸檬香茅手部去角質淨化鹽（8%）

i. 準備檸檬香茅精油 3c.c（60 滴）＋
花梨木精油 3c.c（60 滴）＋萊姆精油 2c.c（40 滴）。

ii. 將 100 公克天然海鹽（一般有機食品店或是精油商店均可買
到）磨成粉狀，加入 100c.c 甜杏仁油攪拌混合，再加入精油，
裝瓶使用。

iii. 使用時，取適量於手上，按摩手背及肌膚較粗糙的部位，用
溫水沖淨即可。

> **TIPS** 檸檬香茅精油能消除疲勞，和紓解手指酸痛；花梨木可以給予能量，
> 活化手指關節；萊姆精油，有淨化、美白肌膚的功效；調和含豐富礦物質
> 的海鹽按摩，去除老廢角質。每週使用 2 ～ 3 次，手部便能煥然一新。

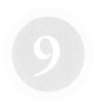

腿部紓壓：消除水腫、健步如飛

　　高跟鞋已成現代女性美儀的一部分，穿上它之後，自然而然會抬頭挺胸、縮小腹，除了身材顯得凹凸有致外，同時也讓您看起來更修長。但是長期下來，在外表上易產生蘿蔔腿，在生理上則因長期過度使用小腿肌肉，而造成腿部肌肉的痠痛。

　　現代人生活步調緊湊，為求取生存空間，身體常處於備戰狀態，即使沒有動作出現，您的大腦已下好做反抗、逃跑或迎戰的指令，小腿的肌肉接受指令後，就一直處於這樣的狀態，所以肌肉緊張、疲憊及痠痛也就揮之不去。

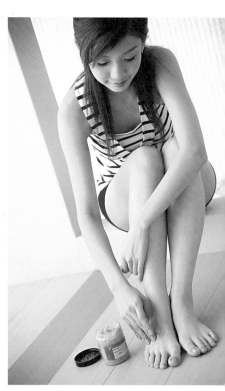

　　腿部肌肉的緊繃也會造成注意力不集中，無法專注容易心浮氣躁；甚至個案研究中發現，按摩小腿肌肉使其放鬆，對語言學習遲緩的小孩有莫大的幫助。

腿部不健康時可能造成的問題：
- 腿部水腫
- 腿部冰冷
- 腿部肌肉酸疼
- 下半身酸痛

腿部與情緒反應：

　　雙腿是帶領我們向前、迎向未來的好夥伴，若對未來恐懼，以及怨懟目前所處的狀況、缺乏前進的勇氣，都可能形成腿部的不適。解決的方法是改變心境，以愛及勇氣迎接生活挑戰，多接觸大自然，勇於跨入生活中的新領域。

腿部紓壓的好處：
- 消除水腫、緊實有彈性
- 促進血液循環、淨化排毒、膚色柔嫩
- 舒緩腿部疲憊、活化腳力、健步如飛
- 緊實光滑的美腿、柔化線條美

腿部紓壓常用穴道：

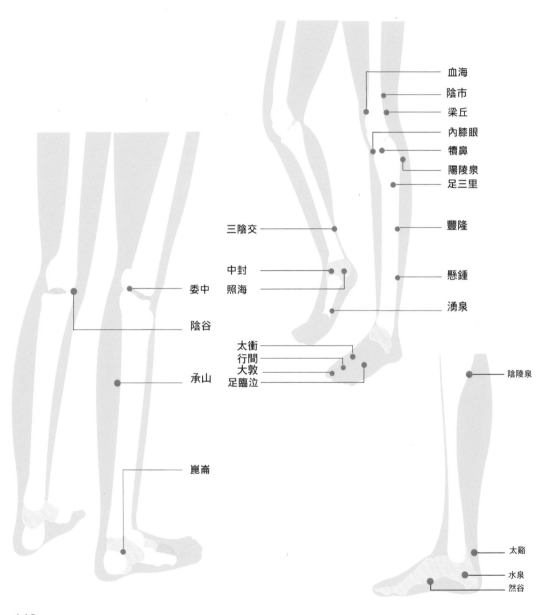

血海
陰市
梁丘
內膝眼
犢鼻
陽陵泉
足三里
豐隆
懸鍾
湧泉
三陰交
中封
照海
委中
陰谷
承山
太衝
行間
大敦
足臨泣
崑崙
陰陵泉
太谿
水泉
然谷

健美腿部經絡按摩

　　腿部屬於身體的邊疆地區，許多人常忽略或忘記要保養腿部，再加上腿部也是離心臟最遠的地方，所以血液的循環不好，因而造成腿部酸痛、浮腫，或是腿部肌膚乾燥、脫皮、冰冷、蒼白，此時若再穿上迷你裙，一定慘不忍睹。

　　修長、細緻光滑的雙腿吸引眾人的眼光，想要擁有，並非難事，多多下工夫舒緩腿部的壓力，您也會是美腿一族。

紓壓按摩前準備：

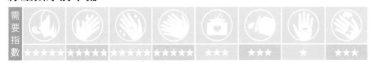

說明：★★★★★為「一定要」、★★★為「可有可無」、★為「替代用品」

腿部紓壓按摩之功用：

＊放鬆腿部肌肉、釋放壓力

＊促進血液循環、淨化排毒、膚色柔嫩

＊排除多餘水分、緊實有彈性

＊舒緩緊繃、活化腳力、健步如飛

＊雕塑完美腿型、柔化線條美

◆ 特別推薦給久站、長時間坐著，或時常搭乘飛機者。

單人手法示範

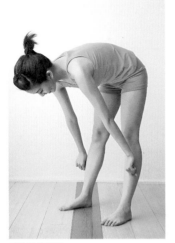

手法示範照片 1

1-1 採站姿，雙手握拳，以拳拍法拳拍陽陵
　　泉、懸鐘、陰市、足三里、豐隆、委中至
　　太谿穴（足三陽經脈）。
1-2 以手刀沿腳踝周圍拍打。
1-3 重複三回。

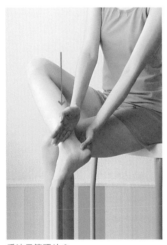

手法示範照片 2

2-1 以手刀敲打腳踝內緣。
2-2 以拳拍法拳拍三陰交、陰陵泉、血海、中
　　封、照海、陰谷等穴（足三陰經脈）。
2-3 重複三回。

3-1 採坐姿，以雙手環抱住左腿。

3-2 雙手按壓大腿中央至左小腿內外側穴點
（包含承山、三陰交、血海、足三里、陰
／陽陵泉等穴）。

3-3 往下按壓，力道為 1 → 2 → 3。

3-4 重複三次。

3-5 於右腿重複相同動作。

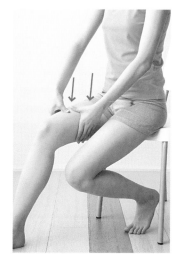

手法示範照片 3

4-1 採坐姿，先將左腳抬至右大腿上，一隻手
握住腳掌，另一隻手按壓腳底湧泉穴。

4-2 往下按壓，力道為 1 → 2 → 3。

4-3 重複六次。

4-4 於右腳重複相同動作。

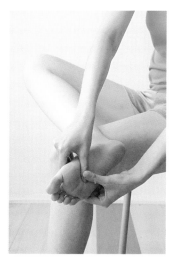

手法示範照片 4

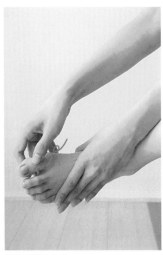

手法示範照片 5

5-1 採坐姿，用右手輕輕畫圈指按左腳的每根
　　腳指直至腳尖。

5-2 畫圈指按，力道為 1 → 2，於指尖處加重
　　指按力道至 3，並停留 5 秒。

5-3 重複二次。

5-4 於右腳腳指重複相同動作。

舒緩腿部壓力加強版

是否經常覺得到晚上雙腿常會有沉重感、浮腫，或
是疲累，那麼記得常做此運動，能促進血液循環，
讓雙腿充滿活力。

1-1 雙腿平行與肩同寬張開。

1-2 抬起左腿往後踢。

1-3 重複六次。

1-4 右腿重複相同動作。

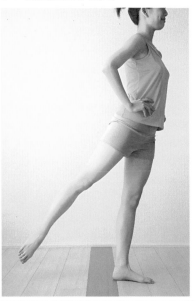

雙人互動手法示範

準備姿勢：

臥姿：被按摩者宜採仰臥，按摩者可以
　　　站或跪於身側腳踝處。

1-1 雙手掌服貼，以掌壓的方式，由左
　　小腿肚掌壓至左大腿。

1-2 往下掌壓，力道為 1 → 2 → 3。

1-3 重複六次

1-4 於右腿重複相同動作。

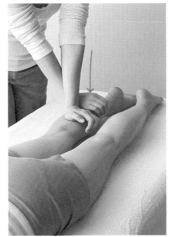

手法示範照片 1

2-1 以單手或雙手由下往上捏拿左小腿肚
　　肌肉，越過膝蓋後方，再繼續捏拿左
　　大腿肌肉。

2-2 重複六次。

2-3 於右腿重複相同動作。

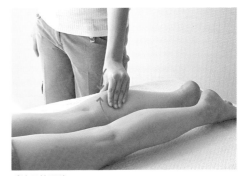

手法示範照片 2

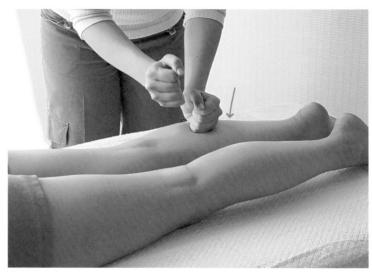

手法示範照片 3

3-1 雙手握拳，以拳拍法拳拍左小腿、
　　 左大腿肌肉。

3-2 重複三次。

3-3 於右腿重複相同動作。

❤ 貼心小叮嚀

＊臀部及大腿內肉厚處，指壓的力道可加強。

＊若有靜脈曲張等循環問題，不要在患處推擠按摩，以免力道不均，
　 引發微血管破裂等病理性傷害。

輔助工具及其他家居用品之運用

輔助工具

⊃ **網球或任何表面邊緣圓滑的圓型物品**：將網球或圓型物品（如：彈珠、乒乓球……）放在腳底滾動，是懶人的腳底按摩方法，可以取代手技按摩。

⊃ **毛巾**：利用腳趾將毛巾夾起，可以刺激穴道，以增強末端微循環，同時也能增加腳趾的靈活度。

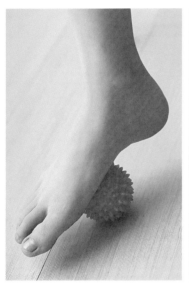
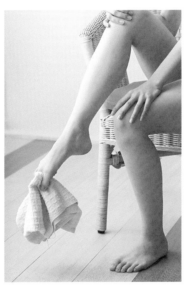

✌ 你也可以這樣做

家居時，如果沒有適合的精油，也可使用身體乳液、凡士林或嬰兒油做為按摩的潤滑劑；此外，凡士林有很好的保濕效果，推薦你洗完澡後，用毛巾輕輕點按，吸乾水滴，在腿部仍保有水的濕度時，馬上塗抹按摩，會有意想不到保濕和滋潤效果，不僅能讓你的腿部肌膚水嫩光滑，也能消除腿部疲勞。

紓壓精油小品

檸檬香茅消水腫舒壓按摩油（3%）

i. 準備檸檬香茅精油 3 滴＋波旁天竺葵精油 2 滴＋大西洋雪松精油 1 滴。

ii. 將精油加入 20c.c 的金盞花油和 8c.c 的葡萄籽油的基底油中混合均勻，即可使用。

iii. 使用時，取適量（約 5 ～ 8c.c）在手掌搓揉溫熱後，於腿部或腳底按摩，可以幫助血流暢通。

> **TIPS** 金盞花油是浸泡油，調油長時間按摩使用，有助於跳出陰霾，舒暢身心；檸檬香茅是腿部用油的最佳選擇，提供給需要長途旅行、久站、經常腿痠、耗體力的勞動者很好的心靈與身體的呵護用油。

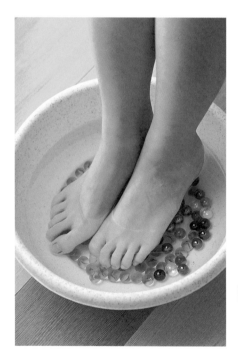

薰衣草足部 SPA（8%）

i. 準備絲柏精油 3c.c（60 滴）＋檸檬精油 3c.c（60 滴）＋薰衣草精油 2c.c（40 滴）。

ii. 市售海鹽 100g 加入寬口瓶中，加入上述精油調勻備用。

iii. 使用時，取 1 － 2 大匙前述薰衣草足部精油浴鹽，加入泡腳盆內使用，盆內可放置小彈珠，這樣便可享受天然的腳底 SPA 按摩。如果在睡前使用，有助於足部淨化排毒，一夜好眠。

> **TIPS** 絲柏精油可以淨化淋巴循環，薰衣草精油則有淨化心靈的功能。

附錄

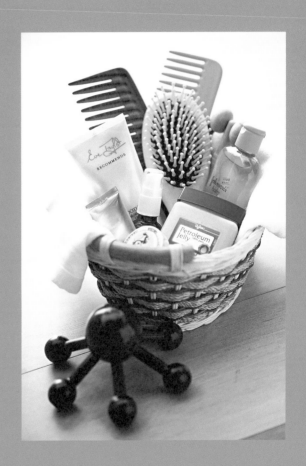

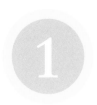

紓壓保健穴點 TOP 18

　　全身從頭到腳的穴點多達三百多個，且功能各異，平時忙碌的您是否也需要快、狠、準的穴點，為您紓壓解勞，並成為美麗達人呢？

　　其實按摩的時間在精不在多，您只要每天花 5 至 10 分鐘，持之以恆不間斷，一定能看到成效。因此特別針對局部的身體需求，推薦 18 個紓壓、兼具美容保健功能的穴點供您參考，讓您花短短的時間就可以得到事半功倍的成效，不要再找藉口了，現在就為自己的健康及美麗儲存能量吧！

穴點	功效	穴道參考頁數
百會	促進頭部血液循環、增加秀髮光澤、減少掉髮	頭部（P.53）
風府	紓壓解勞	頭部（P.53）
顴髎	能有助消腫，並促進血液循環讓臉色紅潤	臉部（P.64）
頰車	緊實肌膚、消除雙下巴	臉部（P.64）
睛明	淡化眼睛周圍的皺紋，對於黑眼圈及泡泡眼也有不錯的效果	眼部（P.64）
攢竹	消除眼袋浮腫及眼睛疲勞；明眸亮眼	眼部（P.64）
肩井	促進血液循環，改善肩頸酸疼	肩部（P.89）

肩髃	舒緩疼痛，放鬆手臂肌肉	肩部（P.89）
天宗	消除背部脂肪，達到美背效果	背部（P.89）
腎俞	消除水腫、疲勞，達到神清氣爽的效果	背部（P.89）
膻中	舒緩胸悶現象、豐胸	胸部（P.113）
缺盆	調理氣血、活絡胸部	胸部（P.113）
水分	消除水分滯留、消除小腹	腹部（P.122）
天樞	消除腹部贅肉及瘦腰	腹部（P.122）
少澤	加強水分及養分的吸收，消除手部疲勞	手部（P.132）
曲池	增強氣血循環、使手部靈巧、柔軟	手部（P.132）
太谿	促進腿部的血液循環；美化腿部曲線	腿部（P.142）
太衝	緊實腿部肌肉	腿部（P.142）

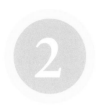

解除各種症狀之便利穴點

　　人人都想要健康，但現代人忙碌且壓力過大，很容易就內分泌失調、氣血不順，肌膚自然毫無光澤、肌肉僵硬且身心疲憊，進而百病叢生。因此，我們從書中挑選出不同功能的應用穴點，您可依個人的需求對這些穴點進行按摩，有些穴點常出現，您只要按壓一個穴點，就可以同時達到其他不同的效果，何樂而不為呢？現在就動手做吧！

症狀	應用的穴點	穴道參考頁數
頭痛	百會、太陽、陽白、合谷	P53,64,132
頭暈（暈車、暈船……）	人中、勞宮、太衝	P64,132,142
胸口悶	百會、膻中、神門	P53,113
胃痛	曲池、合谷、足三里	P132,142
肩膀痠痛	風池、肩井、肩外俞、肩中俞	P53,89
眼睛酸澀	睛明、攢竹、魚腰、絲竹空	P64
手指或手腕酸痛	曲池、腕骨、勞宮	P132

腿部水腫、久站不適	足三里、委中、三陰交	P.142
落枕	風池、肩井、陽陵泉	P.53,142
下午上班時精神不濟	百會、腎俞、足三里	P.53,89,142
秀髮缺乏光澤／掉髮	百會、風府、三陰交	P.53,142
改善皮膚粗糙、暗沉、雀斑、黑眼圈	睛明、血海、太衝	P.64,142
消除浮腫	顴髎、合谷、三陰交	P.64,132,142
淡化皺紋	下關、迎香、足三里	P.64,142
消除眼睛疲勞	百會、風池、睛明、合谷	P.53,64,132
消除贅肉／緊實肌膚	迎香、臂臑、水分、天樞	P.64,122,132
舒緩緊張情緒	神門、內關、太衝	P.132,142
提神醒腦／消除疲勞	承漿、腎俞、足三里	P.64,89,142
促進全身血液循環	血海、氣海、委中、三陰交	P.122,142

3 各部位紓壓常用穴點與其保健功效

◆頭部（穴點位置參見第 53 頁）

穴點	取穴	保健功效	按壓角度
上星	位於前髮際上方 1 寸，於正中線上	頭痛、暈眩、鼻塞	90 度向下按壓
前頂	位於前髮際 4 橫指之處於正中線上	頭痛、暈眩、臉部浮腫	90 度向下按壓
百會	左右兩耳連接線之中點	眼睛疲勞、鼻塞、頭重、耳鳴	90 度向下按壓
風府	後腦勺中央髮際線往上 1 寸	感冒、頸部痠痛、失眠	90 度向下按壓
瘂門	位頸窩中央處，後髮際凹陷正中線上	重聽、耳鳴、暈眩、暈車	90 度向下按壓
通天	百會穴兩側斜前方 1.5 寸	頸部僵硬、頭痛、鼻塞、預防掉髮	90 度向下按壓
天柱	位於瘂門穴旁開約 1 拇指處	暈眩、頭痛、眼睛疲勞、肩頸痠痛、宿醉	90 度向下按壓
風池	頭部後方兩側髮際凹陷處	頭痛、發燒、咳嗽、容易疲勞、宿醉、暈車	90 度向鼻尖方向按壓
完骨	乳突後下方凹陷處	失眠、頸部痠痛、暈眩	90 度向下按壓
翳風	耳垂後下方的凹陷處	肩頸痠痛、重聽、耳鳴、暈眩	90 度向下按壓

◆臉部（穴點位置參見第 64 頁）

穴點	取穴	保健功效	按壓角度
陽白	位於瞳孔的正上方，距眉毛上 1 寸處	偏頭痛、暈眩、預防近視	90 度向下按壓
睛明	位於內眼角凹陷處	眼睛疲勞、鼻塞	90 度向凹陷處按壓
攢竹	眉頭凹陷處	眼睛疲勞、暈眩、頭痛、眼睛浮腫	90 度向凹陷處按壓
絲竹空	位於眉尾之外側凹陷處	預防近視、預防眼袋、偏頭痛	90 度向凹陷處按壓
瞳子髎	位於眼角外側骨骼隆起處約 1 橫指寬凹陷處	眼睛疲勞、消除眼尾皺紋、頭痛	90 度向凹陷處按壓
太陽	位於眉毛尾端與眼睛尾端之中點向後約 1 寸之凹陷處	頭重、頭痛、眼睛疲勞	90 度向下按壓
承泣	雙眼直視前方，位於瞳孔正下方眼眶下緣凹陷處	改善視力、消除泡泡眼、淡化黑眼圈	90 度向凹陷處按壓
四白	雙眼直視前方，位於瞳孔正下方，眼眶下緣 1 橫指處	預防近視、改善頭痛、暈眩、增加肌膚彈性	90 度向下按壓
巨髎	平於鼻翼外側 1 橫指處	鼻塞、流鼻水、柔化臉部線條	45 度斜向皮膚，往上按壓

穴點	取穴	保健功效	按壓角度
地倉	雙眼直視前方，位於瞳孔正下方近嘴角外側	改善口臭、皮膚炎	90 度向下按壓
迎香	平於鼻翼兩側凹陷處	改善嗅覺疲勞、鼻塞、臉部浮腫	45 度斜向皮膚，往鼻翼方向按摩
人中	在人中溝的上 1/3	安神止痛、鼻塞、預防中暑	90 度向下按壓
承漿	位於嘴唇與下巴中間的凹陷處	消腫止痛、提神醒腦、臉部浮腫	90 度向凹陷處按壓
耳門	位於耳珠正前方之斜上角	改善重聽、柔化臉部線條	90 度向下按壓
聽宮	耳珠前方之凹陷處	改善重聽、頭痛、暈眩、視力減退	90 度向凹陷處按壓
聽會	位於耳珠前下方	改善重聽、頭痛、暈眩	90 度向下按壓
頰車	下顎角前上方一橫指凹陷處；咀嚼時嚼肌隆起最高點處	改善牙疼、緊實肌膚、消除雙下巴	90 度向凹陷處按壓

◆肩部（穴點位置參見第 89 頁）

穴點	取穴	健康保健功效	按壓角度
風池	頭部後方兩側髮際凹陷處	改善頭痛、頸部痠痛、咳嗽、困倦、暈眩、宿醉	往前 90 度按壓
肩井	第 7 頸椎棘突起與肩峰端連線的中央	改善肩頸酸疼、背痛、手腳冰冷	往前 90 度按壓
肩外俞	肩胛骨上角的骨緣	肩膀／背部痠痛、困倦、肌肉疲勞	往前 90 度按壓
肩中俞	背部第七頸椎棘突下（大椎穴）旁約 3 指寬的位置	改善肩頸痠痛、眼睛疲勞	往前 90 度按壓
肩髎	位於肩膀大關節後方的凹陷處	改善手臂痠疼、五十肩	往前 90 度按壓
肩貞	雙手下垂時，位於腋窩後方橫紋上方 1 大拇指橫寬的位置	改善手臂痠疼、五十肩	往前 90 度按壓
天宗	位於肩胛棘下窩中央位置	改善背部脂肪肥厚、背部痠疼	往前 45 度按壓

◆背部（穴點位置參見第 103 頁）

穴點	取穴	保健功效	按壓角度
大椎	頸向前傾，取第 7 頸椎棘突起下方的凹陷處	肩頸痠痛、偏頭痛、舒緩感冒症狀、預防掉髮	採 45 度往上按壓
大杼	位於第一胸椎棘突起下方的凹陷處，往兩旁約 1.5 寸（比大拇指稍寬）位置	改善頭痛、鼻塞、肩頸痠痛、舒緩感冒	採 45 度往上按壓
肺俞	位於第三胸椎棘突起下方的凹陷處，往兩旁約 1.5 寸位置	改善感冒、改善呼吸系統、提升免疫力	採 45 度往上按壓
身柱	位於第 3 胸椎棘突起下方	提高免疫力、改善肩頸痠痛、頭痛、背痛	採 45 度往上按壓
靈台	位於第 6、7 胸椎棘突起間凹陷處	改善呼吸系統、提升免疫力	採 45 度往上按壓
肝俞	位於第九胸椎棘突起下方的凹陷處，往兩旁約 1.5 寸位置	改善背部疼痛、腰痛、抽筋、宿醉、暈車、食慾不振	往前 90 度按壓
膽俞	位於第十胸椎棘突起下方的凹陷處，往兩旁約 1.5 寸位置	改善背部疼痛、腰痛、抽筋、宿醉、暈車、食慾不振	往前 90 度按壓

穴點	取穴	保健功效	按壓角度
脾俞	位於第十一胸椎棘突起下方的凹陷處，往兩旁約 1.5 寸位置	改善背部疼痛、身體疲倦、食慾不振、消化不良	往前 90 度按壓
胃俞	位於第十二胸椎棘突起下方的凹陷處，往兩旁約 1.5 寸位置	改善腹脹、噁心嘔吐、胃腸功能不佳	往胸廓方向 90 度按壓
腎俞	位於第二腰椎棘突起下方的凹陷處往兩旁約 1.5 寸位置	改善生殖、泌尿、呼吸、循環、神經⋯⋯等系統的機能、提升體力，強健身體	由腰往腹 90 度按壓
志室	位於第二腰椎棘突起下外側 3 寸位置	改善背部酸疼、全身疲勞與困倦	由腰往腹 90 度按壓
命門	位於第 2 腰椎棘突起下方	改善頭痛、腰痛、耳鳴、舒緩感冒發燒	採 90 度往前按壓
大腸俞	位於第四腰椎棘突起下方的凹陷處，往兩旁約 1.5 寸位置	改善背部僵硬、腹部疼痛、便秘	往薦骨方向 90 度按壓
腰陽關	位於第 4 腰椎棘突起下方	改善腰痛、坐骨神經痛、膝蓋疼痛、頻尿	往前 90 度按壓

各部位紓壓常用穴點與其保健功效

穴點	取穴	保健功效	按壓角度
小腸俞	位於第一骶椎棘突起下方的凹陷處，往兩旁約一寸半位置	改善食慾不振、便秘、下腹部疼痛	往前 90 度按壓
八髎（上髎、次髎、中髎、下髎）	分別位於第一、二、三、四後薦骨孔部	改善下腹部疼痛、便秘、調整全身臟器機能，提升體力	往前 90 度按壓

◆腹部、胸部（穴點位置參見第 113,122 頁）

穴點	取穴	保健功效	按壓角度
天突	位於頸窩的中央	改善咳嗽、舒緩胸悶	採 45 度往下按壓
缺盆	位於鎖骨上緣中央凹陷處	改善胸悶、肋間神經痛、手臂疼痛	採 90 度往下按壓
氣戶	位於鎖骨中央下緣凹陷處	改善胸悶、預防感冒	採 45 度往上按壓
膻中	位於兩乳頭的連線與胸骨體正中	改善呼吸困難、咳嗽、胸悶、肋間神經痛、焦躁	採 90 度往下按壓

穴點	取穴	保健功效	按壓角度
乳根	位於乳頭直下第 5 肋間隙	改善胸、腹部脹痛、肋間神經痛、胸悶	採 45 度往上按壓
巨闕	位於胸骨下方約 2 寸位置	改善心悸、胃酸過多、打嗝、噁心嘔吐	採 90 度往下按壓
中脘	位於肚臍上方 4 寸位置	改善胃痛、胃酸過多、噁心嘔吐、消化不良、暈眩、耳鳴	採 90 度往下按壓
建里	肚臍上方 3 寸位置	改善消化不良、噁心嘔吐	採 90 度往腹腔肉按壓
水分	位於肚臍上方 1 寸位置	改善腹部緊繃感、腸胃虛冷、下肢浮腫	採 90 度往下按壓
神闕	位於肚臍中心	改善腹部緊繃、腰／腹部疼痛	採 90 度往下按壓
天樞	肚臍兩旁 2 寸位置	改善消化系統、腸胃不適、噁心嘔吐、全身疲勞無力	採 90 度往腹腔肉按壓
氣海	肚臍下 1.5 寸位置	改善月經疼痛、身心躁鬱症、腹脹悶痛、腸胃不適	採 90 度往下按壓
關元	肚臍下方 3 寸位置	失眠、頻尿、下腹部脹痛、改善經痛、下肢浮腫、預防掉髮	採 90 度往下按壓

◆手部（穴點位置參見第 132 頁）

穴點	取穴	保健功效	按壓角度
勞宮	掌朝上，彎曲中指指尖接觸到手掌時，指尖的位置	提神醒腦、預防感冒	採 90 度往下按壓
合谷	在第一中手骨與第二中手骨之間，約平第二中手骨中點處	是應用相當廣泛的穴道，對於脖子以上疼痛，如：頭痛、喉嚨痛、眼睛疲勞等，以及腸胃不適，均有效果。	採 90 度往下按壓
內關	掌朝上，腕橫紋中間上 2 寸位置，於手臂二條筋之間	改善手臂酸麻、打嗝、失眠、急躁	採 90 度往下按壓
間使	掌朝上，腕橫紋上 3 寸，於手臂二條筋之間	改善手臂痠麻、打嗝、失眠、急躁	採 90 度往下按壓
孔最	於食指與肘橫紋外側連接線上，在腕橫紋上 7 寸處	改善鼻塞、牙痛、肘關節疼痛、預防掉髮	採 90 度往下按壓
曲澤	掌朝上，肘橫紋中，肱二頭肌腱尺側	手臂疼痛	採 90 度往下按壓
手三里	曲池穴下 2 寸處	改善胃部不適、打嗝、喉嚨腫痛	採 90 度往下按壓

穴點	取穴	保健功效	按壓角度
曲池	肘橫紋外側凹陷處與肱骨外上髁連線的中點	增加氣血循環、眼睛疲勞、肩頸酸痛、失眠、頭痛	採 90 度往下按壓
俠白	上手臂正中央,肱骨外側	改善咳嗽、手臂神經痛、手臂酸麻	採 90 度往下按壓
臑會	位於肩峰外端下方 3 寸位置,當三角肌的後緣	手臂疼痛、肩背不能上舉、肩頸酸痛	採 90 度往下按壓

◆ 足部（穴點位置參見第 142 頁）

穴點	取穴	保健功效	按壓角度
陰市	膝蓋骨上緣外側 3 寸處	改善下肢腫痛、便秘、舒緩咳嗽、喉嚨痛	採 90 度往下按壓
血海	位於膝蓋內側上角往上方延伸 2 寸位置	促進血液循環、改善下腹疼痛、膝蓋痛、頭痛	採 90 度往下按壓
陰谷	膝窩橫紋上內側凹陷處	改善關節疼痛、膝蓋無力、下腹疼痛	採 90 度往下按壓

各部位紓壓常用穴點與其保健功效

穴點	取穴	保健功效	按壓角度
委中	膝蓋橫紋的中央	改善所有腳部疼痛問題、預防高血壓	採 90 度往下按壓
陽陵泉	膝微屈，取腓骨頭的下緣	改善腿部抽筋、腰痛、預防高血壓	採 90 度往下按壓
陰陵泉	脛骨內側的骨邊凹陷處	改善腰、膝、足的不適、改善更年期障礙、手腳冰冷	採 90 度往下按壓
足三里	膝蓋骨下緣 3 寸，脛骨後 1 公分處	改善下肢浮腫、身體困倦、小腿抽筋、提升免疫力	採 90 度往下按壓
豐隆	位於外踝上方 8 寸處	改善下肢腫痛、便秘、舒緩咳嗽、喉嚨痛	採 90 度往下按壓
承山	腓腸肌的下端正中處	改善小腿抽筋、腰痛、坐骨神經痛、便秘、下肢浮腫	採 90 度往下按壓
懸鐘	小腿外側外踝上方 3 寸處	改善腳酸腿麻、後頸部僵硬、食慾不振	採 90 度往下按壓
三陰交	取腳踝內側上方 3 寸的脛骨後側邊緣	舒緩腰痛、預防肥胖、改善便秘及虛弱體質	採 45 度往下按壓

穴點	取穴	保健功效	按壓角度
中封	內踝之前 1 寸處，前脛骨肌腱內側下緣的凹陷處	改善腰痛、踝關節疼痛、視力不佳、情緒低落	採 45 度往下按壓
照海	內腳踝下方骨頭凸出處往下 1 寸	改進月經失調、心情沉悶、手腳無力	採 90 度往下按壓
太谿	內腳踝與阿基里斯腱之間的凹陷處，即動脈搏部分	改善小腿疼痛、暈眩、耳鳴、失眠	採 45 度往下按壓
太衝	第一及第二蹠骨接合處	改善下腹緊繃／疼痛、足部虛冷，耳鳴、重聽	採 90 度往下按壓
行間	第一及第二基節骨間	改善肌肉疼痛、足部虛冷	採 90 度往下按壓
大敦	腳拇指內側指甲根部	改善肌肉痙攣、舒緩下腹部／下腿部疼痛	採 45 度往下按壓
湧泉	腳底中央稍前的凹處	緩和全身疲勞困倦、預防高血壓	採 90 度往下按壓

各部位紓壓常用穴點與其保健功效

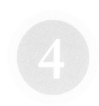

具紓壓效果的常見精油

　　穴位按摩本身就有很好的紓壓效果，若能搭配精油，將精油調和在植物油裡，藉由按摩在皮膚上讓身體吸收，由手的摩擦溫度，促進血液循環加速精油吸收，一邊吸聞美好的香氣，不論是按摩或是其他的精油使用方法，例如：薰香、泡澡、空間噴霧……等都會讓效果倍增喔！

種類	香味特徵	紓壓功能	對肌膚功效	注意事項	實用指數 （推薦使用的強度）
歐白芷根 Angelica	清甜樹根香	激勵循環系統、振奮精神、解除壓力，降低精神緊張或緊繃	促進循環	具較強光敏性	★★★★★
洋茴香 Anise	八角香辛味	健胸、舒緩心情	預防老化肌膚	嬰幼兒、孕婦、癲癇不可使用。	★★★★
月桂 Bay	微甜的香料味	舒緩肌肉疼痛與僵硬，舒眠	改善青春痘、淨化肌膚；促進頭髮血液循環		★★★★

種類	香味特徵	紓壓功能	對肌膚功效	注意事項	實用指數 （推薦使用的強度）
安息香 Benzoin	溫和樹脂香	消除壓力、舒緩精神衰竭與神經性疲勞	促進傷口癒合，改善皮膚凍傷、乾裂、粉刺狀況	敏感肌膚者宜少量；穿透性強用量要少，用後不宜日晒。	★★★
黃樺 Birch Sweet	微淡撒隆巴斯的嗆辛味	解除肌肉酸痛、安撫長期壓抑	修護肌膚		★★★
德國洋甘菊 Chamomile German	清澀花香	平靜心情、舒緩敏感肌膚	改善肌膚粗糙，增進頭髮光澤		★★★★
丁香 Clove	香辛料香，溫暖愉悦	解除心中積鬱、再現熱情	抗發炎，油性肌膚適用	刺激性強，注意用量	★★★
快樂鼠尾草 Clary Sage	濃郁的藥草香	緩和經期期間的憂鬱情緒；消除神經性緊張與壓力	增加毛髮光澤	乳幼兒、孕婦不宜使用	★★★★

具紓壓效果的常見精油

種類	香味特徵	紓壓功能	對肌膚功效	注意事項	實用指數 （推薦使用的強度）
絲柏 Cypress	森林中樹木的木香	提振精神，紓解鬱悶，給予心靈力量	緊緻肌膚、促進血液循環，預防老化肌膚		★★★★
乳香 Frank-in-cense	淡雅的樹脂香	溫暖身體，改善虛寒；放下執著與僵硬，使心情好轉	適用於預防老化肌膚		★★★★
波旁天竺葵 Geranium Bourbon	濃郁的玫瑰花香	清新提神、強化靜脈與淋巴循環	改善橘皮組織，促進血液循環		★★★★★
薑 Ginger	生薑香料味	去除長期陰鬱情緒，心情開朗有活力，緩和肩部酸痛不適	促進血液循環、改善肌膚暗沉	會刺激皮膚，應注意用量	★★★★
牛膝草 Hyssop	大地綠草香	活化眼睛周邊循環	舒展肌膚、暢通血流	嬰幼兒、孕婦、癲癇不可使用。	★★★★

種類	香味特徵	紓壓功能	對肌膚功效	注意事項	實用指數 （推薦使用的強度）
阿拉伯茉莉 Jasmine	甜美的花朵香	提振心情，產生愛和自信感；舒緩肌肉疼痛減除壓力	適用乾性皮膚	妊娠期避免使用	★★★★★
杜松漿果 Juniper Berry	新鮮漿果香	促進淋巴循環；紓解因心理壓力引起的問題	改善浮腫、淨化肌膚	腎臟疾病者與懷孕勿使用。	★★★★
真正薰衣草 Lavender, True	細緻的香甜味	撫慰失眠、緊張、壓力與焦慮，紓解足部肌肉的僵硬	改善過敏性肌膚		★★★★★
檸檬尤加利 Lemon Eucalyptus	清新有勁的原野香	提振專注力，紓解肌肉酸痛	淨化肌膚		★★★★★
檸檬香茅 Lemongrass	類似檸檬的青草香	促進淋巴流通，具有極佳的提神效果，能解除手部及腿部的酸麻	按摩時可用於消除手部及腿部浮腫		★★★★★

具紓壓效果的常見精油

種類	香味特徵	紓壓功能	對肌膚功效	注意事項	實用指數 (推薦常使用的強度)
檸檬薄荷 Lemon Mint	清涼透明的葉片香	緩和眼睛疲勞、釋放壓力和疲憊	對口腔衛生、牙齒美白具有效果	嬰幼兒、孕婦不可使用。	★★★★
檸檬香桃木 Lemon Myrtle	檸檬香味	紓解肌肉疼痛、提振精神、跳出陰靄，充滿力量	活化潔淨肌膚	刺激性強，應注意用量	★★★
檸檬馬鞭草 Lemon Verbena	濃郁的檸檬混搭清新草香	舒緩疲倦及僵化的肌膚、增強肌膚防禦力	調整皮脂平衡，預防青春痘	具微量光敏性，使用後避免陽光直晒	★★★★
萊姆 Lime	清新果皮香	舒緩神經緊張、去除煩躁、舒緩腸胃、提升免疫力	能收斂調理肌膚，適合油性肌膚	可能會刺激敏感性肌膚，建議與其它精油混合再使用，用後避免日晒	★★★★★

種類	香味特徵	紓壓功能	對肌膚功效	注意事項	實用指數 （推薦常使用的 強度）
香桃木 Myrtle	新鮮清甜，桉油醇葉片香	保護支氣管、暢通黏膜，慰藉長期的壓抑情緒	可收斂油性肌膚與預防毛孔粗大		★★★★
綠花白千層 Niaouli	乾淨清爽桉油醇葉片香	開放心胸、神清氣爽	提升免疫力、淨化肌膚	孕婦要減量使用	★★★★★
野馬鬱蘭 Oregano	微辣的葉片香氣	促進淋巴循環、激勵細胞、消除緊張	改善小皺紋和黑眼圈	具皮膚刺激性	★★★★
苦橙葉 Petitgrain, Mandarin	清新細緻的葉片香	舒放自我，舒解酸痛	柔化臉部僵硬線條		★★★★★
羅文沙葉 Ravensara	樟樹般的清新葉片香	保護上呼吸道，預防感染；撫慰疲憊的心情或憂鬱	增強肌膚防禦能力		★★★★
桉油醇迷迭香 Rosemary, Cineol	濃郁的藥草香	舒緩緊繃肌肉；思緒清晰明暢	活化潔淨肌膚		★★★

種類	香味特徵	紓壓功能	對肌膚功效	注意事項	實用指數 （推薦常使用的強度）
花梨木 Rosewood	清新的木頭馨香	安撫疲倦勞累的神經緊繃；解除透支的虛弱無力	預防老化肌膚，舒緩日晒		★★★★★
穗甘松 Spinenard	濃郁的泥土味	安定神經系統、舒緩情緒	舒緩肌膚		★★★
側柏醇百里香 Thyme, Thuyanol	清新的花草香	提振正面情緒、消除精神疲勞	抗氧化抗老化，提升肌膚防禦力		★★★★★
零陵香豆 Tonka	清甜香草味	暢通血流、溫暖手部、腿部	促進循環	用量不可過高	★★★★
岩玫瑰 Rock Rose	微甜的樹脂香	穩定情緒，神清氣爽	改善皮膚老化、皺紋；預防妊娠紋		★★★★
白珠樹 Wintergreen	撒隆巴斯的嗆辛味	暢通血流；振奮精神；舒緩肩頸僵硬與足部痠痛	淨化消炎	敏感、老化肌膚不適用	★★★

種類	香味特徵	紓壓功能	對肌膚功效	注意事項	實用指數 （推薦常使用的 強度）
依蘭 Ylang-Ylang	香水花香	眼神明亮有朝氣、有活力	柔化肌膚、增加女性魅力		★★★★

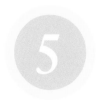

十八種常見紓壓配方精油

適合使用 ＊

特別推薦使用 ＊＊＊

效能	用法					使用精油
	薰香	泡澡 （手浴／ 足浴）	噴霧	按摩 （稀釋後）	貼敷	
頭部紓壓						
舒展提神	＊		＊＊＊	＊		澳洲尤加利、檸檬薄荷、丁香
放鬆舒眠	＊			＊＊＊		高地薰衣草、天竺葵、依蘭、甜橙
臉部紓壓						
美白塑臉				＊＊＊		阿拉伯茉莉、乳香、岩玫瑰
柔化線條、青春抗老			＊		＊＊＊	德國洋甘菊、玫瑰、廣藿香
眼部紓壓						
明眸亮眼、消除疲勞					＊＊＊	德國洋甘菊、依蘭、穗花薰衣草
預防黑眼圈、眼袋				＊＊＊		芹菜、乳香、花梨木

效能	用法					使用精油
	薰香	泡澡 （手浴／ 足浴）	噴霧	按摩 （稀釋後）	貼敷	

肩頸紓壓

效能	薰香	泡澡	噴霧	按摩	貼敷	使用精油
預防感冒、提升 免疫力	＊＊＊	＊	＊	＊		天竺葵、佛手柑、 香桃木
肩頸酸痛	＊	＊	＊	＊＊＊		月桂、苦橙葉、檸 檬馬鞭草

背部紓壓

效能	薰香	泡澡	噴霧	按摩	貼敷	使用精油
舒活筋骨	＊	＊＊＊	＊	＊		絲柏、側柏醇百里 香、白珠樹
元氣滿貫、提升 精、氣、神	＊	＊	＊	＊＊＊		大西洋雪松、乳 香、絲柏

胸部紓壓

效能	薰香	泡澡	噴霧	按摩	貼敷	使用精油
健胸緊實				＊＊＊		綠花白千層、依 蘭、洋茴香
淨化氣場 （辦公室專用）	＊＊＊		＊＊＊			杜松漿果、尤加 利、檸檬

效能	用法					使用精油
	薰香	泡澡 （手浴／ 足浴）	噴霧	按摩 （稀釋後）	貼敷	
腹部紓壓						
瘦身窈窕		＊＊＊		＊＊＊		絲柏、杜松漿果、 葡萄柚
情趣浪漫，放鬆 催情	＊＊＊	＊		＊		依蘭、茉莉、甜 橙、檀香
手部紓壓						
美化手部				＊＊＊		檸檬、萊姆、零陵 香豆
能量提升，敏銳 觸覺		＊＊＊ （手浴）				檸檬香茅、花梨 木、萊姆
腿部紓壓						
消除水腫				＊＊＊		檸檬香茅、波旁天 竺葵、大西洋雪松
舒眠足部 SPA		＊＊＊ （足浴）				絲柏、甜橙、岩蘭 草

城邦讀書花園
www.cite.com.tw

閱讀人的書香園地

豐富多元－擁有琳琅滿目的千萬種書籍，提供便捷詳細的書籍訊息管道，如目錄、內文試閱、內頁圖覽等等。

好康優惠－會員專屬權益、折扣好康、紅利積點、抽獎活動…等不同購書回饋禮。

交流園地－提供各名作家的部落格，分享空間、切磋交流等開懷暢敘的園地。

各電子報－提供各家出版社的電子報，依自己需求選擇訂閱專屬的電子報。

簡易找書－簡易且強有力的搜尋引擎，找書輕鬆購！

投訴中心－若您對城邦書籍有任何意見或問題，請線上投訴與指教，我們將立即提供完善的讀者服務。

填回函・抽大獎

為了感謝讀者長期對城邦出版人集團的喜愛與支持，即日起，凡為愛書上網填回函卡的讀者，均可參加『城邦讀書花園』的填回函・抽大獎活動，免費A好康回家哦！

獎品豐富、每月抽出、每月公佈！

詳細活動內容，敬請上網

www.cite.com.tw

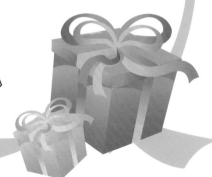

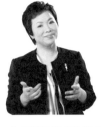
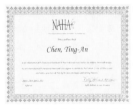
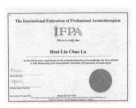
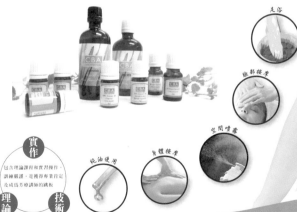

卡爾儷芳療健康紓壓療程

SPA 芳療健康紓壓療程

療程名稱	適合對象	時程
全身去角質	去除老死角質，幫助營養素吸收並達到細胞更新。 特別推薦：不易出汗、身體有粉刺、疤痕、或顆粒突起者	30 分鐘
芳香背部經絡紓壓	利用芳香精油遊走經絡穴點，可放鬆緊繃壓力，達到全身氣血通暢之效果。 特別推薦：肩頸酸痛、工作壓力大者	40 分鐘
瑞典式按摩	柔和的肌肉按摩、緩慢的按摩節奏能放身心壓力、鎮靜安神，同時具塑形功效。 特別推薦：肌肉緊繃者	1.5 小時
淋巴按摩	依據生理解剖學的原理，使肌肉骨骼徹底舒展放鬆、促進全身淋巴液的流動 特別推薦：情緒緊張、免疫功能差者	1.5 小時
量子醫學能量檢測	透過量子能量檢測，了解人體 9000 筆健康諮詢，包括自體已認知疾病及自體未察覺之疾病因子、過敏原、毒素累積等，再者，現代人除了生理的疲累外，心靈上的疲累卻是時常被忽略的，因此藉由量子能量醫學，可以給心靈放鬆舒坦的能量平衡淨化。	40 分鐘
點穴養生導引	針對身體穴道進行刺激，以達到養生保健之功效。 特別推薦：循環不良、新陳代謝差者	1 小時

臉部療程

療程名稱	適合對象	時程
超音波導入－ 美白、抗皺、保濕	經過完整清潔後，透過超音波導入將美白精華直接進入肌膚細胞、更深層保濕，有效抗皺，瞬間恢復臉部光采。 特別推薦：工作壓力大、臉部黯沈欲淡化斑點者	1.5 小時
法式逆時光采雙膜 專業護膚－ 抗老化、抗皺、亮顏	本療程與詩舒雅專業療程同步，利用水晶球按摩拉提臉部線條，讓有效抗老化成份直接滲透直達肌膚底層，讓肌膚透出年輕光采。 特別推薦：臉部肌肉鬆弛、欲抗老化者	1.5 小時

卡爾儷健康美學顧問公司

地址：台北市和平西路一段 150 號 3 樓之 3
電話：02-2301-0966 / 02-2309-9626　傳真：02-2309-9626

商務網址：www.colors.com.tw
部落格：shereenleu.pixnet.net

12 週經絡美容與芳香照護 DIY 課程免費體驗

CBA Colorays Beauty Image Co., Ltd.

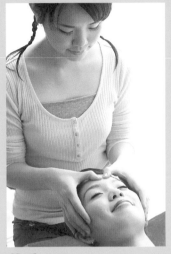

權威師資：**呂秀齡**

英國 IFPA ／美國 NAHA 國際芳療認證課程考試中心 執行長
行政院職訓局美容丙級、乙級監評委員
臺北醫學大學進修推廣部高階芳療師認證 實務講師
台市信義區社區大學「經絡美容與芳香照護」講師

紓壓按摩 DIY 自我保健
按摩手技輕鬆做　快樂舒活

含頭部 3 種單人手技、3 種雙人手技
（常用按摩手法：握持法／推法）
臉部 15 種單人手技、3 種雙人手技
（常用按摩手法：按法／拍打法／捏、拿法）
肩頸 6 種單人手技、6 種雙人手技
（常用按摩手法：啄法／摩擦法）……
等共計 12 堂課，費用 NT$6,000，可單堂選課
報名時攜帶本書為憑，即可享有學費 8 折之好康回饋
（單書限單人使用一次）

芳香 DIY

課程內容：**調配能量香水／空間噴霧／唇膏／護手霜／檸檬馬鞭草防蚊液／茶樹乾洗手／萬用紫草膏／舒壓眼枕**……共計 3 堂課 30 種芳香小品
費用 NT$3,600（含材料費及 DIY 製成品），可單堂選課
報名時攜帶本書為憑，即可享有學費 8 折之好康回饋
（單書限單人使用一次）

另有提供英國 IFPA 高階芳療師認證
美國 NAHA 高階芳療師認證
美國 AIM 色彩分析師認證
英國 City & Guilds 國際美容講師認證

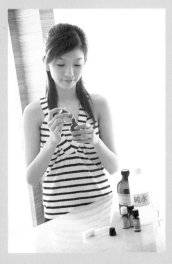

卡爾儷健康美學顧問公司

地址：台北市和平西路一段 150 號 3 樓之 3
電話：02-2301-0966 / 02-2309-9626　傳真：02-2309-9626

商務網址：www.colors.com.tw
部落格：shereenleu.pixnet.net

美國 NAHA
高階芳療師認證課程班（初階）

課程名稱	課程內容
美國 NAHA 高階芳療師認證課程——初階	**人體十大系統**－皮膚系統／支持與運動－骨骼系統、肌肉系統／整合與協調－神經系統（感覺系統）、內分泌系統／身體的維持－循環系統、淋巴系統及免疫、呼吸系統、泌尿系統／生殖與發育－生殖系統
	芳療概論－芳香療法的歷史及演變／精油基礎化學認識與作用／精油之藥理動力學／使用精油方法及調香／認識植物油及純露／使用注意事項及禁忌
	認識精油－松科－黑雲杉、歐洲赤松、喜馬拉雅雪松／柏科－杜松漿果、絲柏／橄欖科－乳香、沒藥、欖香脂／樟科－羅文莎葉、花梨木、山雞椒、肉桂、月桂／桃金孃科－松紅梅、茶樹、檸檬尤加利、香桃木、藍膠尤加利、白千層、綠花白千層／菊科－羅馬洋甘菊、永久花、德國洋甘菊、萬壽菊／唇形科（I）－喀什米爾薰衣草、檸檬薄荷、馬鬱蘭、香蜂草、牛膝草、百里酚百里香、迷迭香

說明：1. 本課程上課總時數 60 小時。

2. 課程費用 15,000 元。

3. 本課程為非學分班，期滿由卡爾儷健康美學顧問公司頒發美國 NAHA 初階課程結業證書。

樂活女王 Queen of LOHAS

樂活女王 芳香能量按摩－瑞典式按摩

企業經營協助 系列課程

招生對象：一般社會人士、就業輔導、培養第二專長、增加第二份收入、凡有興趣者皆可報名參加培訓

課程名稱	課程內容	時數
一、芳香能量按摩－瑞典式按摩	調油技巧與生理十大系統芳香照護	
二、按摩手技	掌壓握持法　羽撫法 拇指按壓法　撫推法 按壓法　　　震動法 扭轉法　　　抓拿法 拍擊法　　　伸展法	18小時
三、按摩程序示範/訓練	背面： 腿部 背部 正面： 腿部 腹部 手部 前胸 頭部	
四、個案撰寫	1. 模擬/實際操作 2. 實證芳香照護與精油調配 3. 針對個案的手技按摩技巧	18小時
	合計：36小時	

課程名稱	時間/時段	
平日班　芳香能量按摩－瑞典式按摩	A班 早上09：00 ～ 12：00	（滿10人以上可外場上課 / 外縣市皆可）
	B班 下午13：00 ～ 16：00	
	C班 晚上19：00 ～ 22：00	

立即報名 芳香能量按摩，**取得**
美國NAHA芳療師會員認證資格

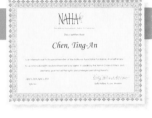

美國NAHA專業會員證書/
第三期學員證書範本

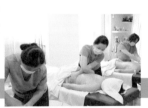

芳香能量按摩‧瑞典式按摩

循環學習，提供個案 實習場地

優惠專案，具美容師（乙級/丙級）證照，符合企業經營協助系列課程，可以申請減免認證證書費。
優惠專案，歡迎來電洽詢，額滿為止。
特惠價 $ 18000元（原價 $ 36000元）歡迎來電洽詢或免費試聽課程。

單元	課程名稱	課程內容			精油認識及應用
1	頭部按摩～清晰醒腦	按摩手技	刮療法、拉抓法	示範/演練	澳洲尤加利、檸檬薄荷、丁香
2	眼部按摩～名眸媚眼	按摩手技	八字法、掌敷法	示範/演練	羅馬洋甘菊、橙花、玫瑰草
3	臉部按摩～塑臉香氛	按摩手技	彈琴法、掌撫法	示範/演練	玫瑰、乳香、喀什米爾薰衣草
4	肩頸按摩～肩頸疏活	按摩手技	指推法、拳推法	示範/演練	檸檬香茅、迷迭香、喀什米爾薰衣草
5	背部按摩～舒活筋骨	按摩手技	掌推法、香奈兒	示範/演練	迷迭香、安息香、薑、綠薄荷
6	腹部按摩～窈窕淨化	按摩手技	旋風法、順氣法	示範/演練	杜松、迷迭香、檸檬、甜茴香
7	足部按摩～足部跳躍	按摩手技	指屈法、拳推法	示範/演練	葡萄柚、檸檬香茅、杜松漿果
8	芳香按摩～個案研究	實証討論、綜合演練、學術科考核			精油安全用法、複方精油調油技巧

卡爾儷健康美學顧問公司
美國NAHA、英國IFPA專業會員認證機構　　Colorys Health & Beauty Consultancy Co.,Ltd

地址:台北市和平西路一段150號3樓之3　　電話:(02)2301-0966　　傳真:(02)2309-9626
E-mail:colorybeauty@yahoo.com.tw　　個人部落格:shereenleu.pixnet.net　　商務網址:www.colorys.com.tw

商周養生館 02

紓壓按摩 DIY

作　　者／呂秀齡
責任編輯／黃靖卉
總 經 理／彭之琬
版　　權／吳亭儀
行銷業務／張娸茜、黃崇華
發 行 人／何飛鵬
法律顧問／台英國際商務法律事務所羅明通律師
出　　版／商周出版
　　　　　台北市 104 民生東路二段 141 號 9 樓
　　　　　電話：(02) 25007008　傳真：(02)25007759
　　　　　E-mail：bwp.service@cite.com.tw
發　　行／英屬蓋曼群島商家庭傳媒股份有限公司城邦分公司
　　　　　台北市中山區民生東路二段 141 號 2 樓
　　　　　書虫客服服務專線：02-25007718；25007719
　　　　　服務時間：週一至週五上午 09:30-12:00；下午 13:30-17:00
　　　　　24 小時傳真專線：02-25001990；25001991
　　　　　劃撥帳號：19863813；戶名：書虫股份有限公司
　　　　　讀者服務信箱：service@readingclub.com.tw
　　　　　城邦讀書花園 www.cite.com.tw
香港發行所／城邦（香港）出版集團有限公司
　　　　　香港灣仔駱克道 193 號東超商業中心 1 樓
　　　　　E-mail：hkcite@biznetvigator.com
　　　　　電話：(852) 25086231　傳真：(852) 25789337
馬新發行所／城邦（馬新）出版集團【Cite (M) Sdn. Bhd】
　　　　　41, Jalan Radin Anum, Bandar Baru Sri Petaling,
　　　　　57000 Kuala Lumpur, Malaysia.
　　　　　電話：(603) 90578822　傳真：(603) 90576622
封面設計／徐璽
版型設計、內頁排版／余靜慧
內頁插畫／小白、猴子
攝影／廖家威
模特兒／王晴姿、趙蓓妮
化妝、髮型／微笑露西
印刷／前進彩藝有限公司
總經銷／聯合發行股份有限公司　電話：(02) 29178022　傳真：(02) 29156275
■ 2010 年 12 月 7 日二版一刷　2014 年 7 月 7 日二版三刷　　Printed in Taiwan
定價 320 元

國家圖書館出版品預行編目資料

　紓壓按摩 DIY／呂秀齡著 .– 初版 .–
　台北市：商周出版：家庭傳媒城邦分公司發
　　行 ,2007[民 96].
　　面；　　公分 .–（商周養生館；2）

　　ISBN 978-986-124-864-6（平裝）

　1. 按摩　2. 經穴

　413.92　　　　　　　　　　　96005718

城邦讀書花園
www.cite.com.tw

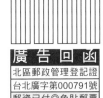

廣 告 回 函
北區郵政管理登記證
台北廣字第000791號
郵資已付◎免貼郵票

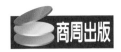
商周出版

104 台北市民生東路二段141號2樓

英屬蓋曼群島商家庭傳媒股份有限公司城邦分公司　收

- -

（請沿虛線對摺）

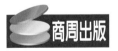
商周出版

書號：BUD002X　書名：紓壓按摩DIY（修訂版）

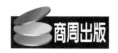 商周出版

讀 者 回 函 卡

謝謝您購買《紓壓按摩 DIY》（修訂版）！請費心填寫此回函卡，我們將不定期寄上城邦集團最新的出版訊息。

姓名：＿＿＿＿＿＿＿＿＿＿＿＿＿＿＿＿＿＿＿

性別：□男　　□女

生日：西元 ＿＿＿＿＿＿ 年 ＿＿＿＿＿ 月 ＿＿＿ 日

地址：＿＿＿＿＿＿＿＿＿＿＿＿＿＿＿＿＿＿＿

聯絡電話：＿＿＿＿＿＿＿ 傳真：＿＿＿＿＿＿＿

E-mail：＿＿＿＿＿＿＿＿＿＿＿＿＿＿＿＿＿＿

職業：□1.學生 □2.軍公教 □3.服務 □4.金融 □5.製造 □6.資訊
　　　□7.傳播 □8.自由業 □9.農漁牧 □10.家管 □11.退休
　　　□12.其他 ＿＿＿＿＿＿＿＿＿＿＿＿＿＿＿

您從何種方式得知本書消息？
　　　□1.書店□2.網路□3.報紙□4.雜誌□5.廣播 □6.電視 □7.親友推薦
　　　□8.其他 ＿＿＿＿＿＿＿＿＿＿＿＿＿＿＿

您通常以何種方式購書？
　　　□1.書店□2.網路□3.傳真訂購□4.郵局劃撥 □5.其他 ＿＿＿＿＿

您喜歡閱讀哪些類別的書籍？
　　　□1.財經商業□2.自然科學 □3.歷史□4.法律□5.文學□6.休閒旅遊
　　　□7.小說□8.人物傳記□9.生活、勵志□10.其他 ＿＿＿＿＿＿＿

對我們的建議：
＿＿＿＿＿＿＿＿＿＿＿＿＿＿＿＿＿＿＿＿＿＿＿
＿＿＿＿＿＿＿＿＿＿＿＿＿＿＿＿＿＿＿＿＿＿＿
＿＿＿＿＿＿＿＿＿＿＿＿＿＿＿＿＿＿＿＿＿＿＿
＿＿＿＿＿＿＿＿＿＿＿＿＿＿＿＿＿＿＿＿＿＿＿
＿＿＿＿＿＿＿＿＿＿＿＿＿＿＿＿＿＿＿＿＿＿＿

紓壓按摩 DIY